ÉTUDE

SUR

L'ALBUMINOGÉNÈSE.

ÉTUDE

SUR

L'ALBUMINOGÉNÈSE

PAR

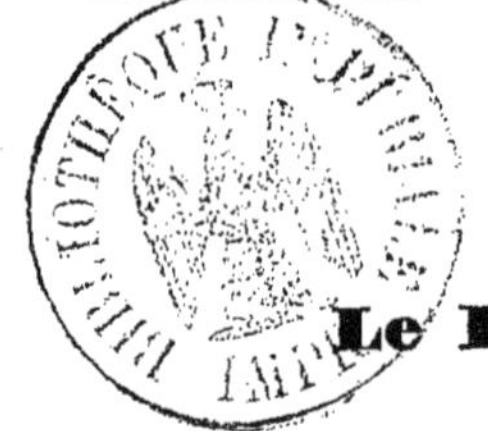

Le Docteur L. HAMON

(DE LA SARTHE),

Membre de la Société de médecine de la Seine,
des Sociétés de médecine pratique, des sciences médicales, médico-pratique de Paris
de la Société impériale de médecine de Bordeaux,
mention honorable de l'Académie impériale de médecine
(séance du 17 septembre 1861), etc.

PARIS.

OFFICE MÉDICAL ET PHARMACEUTIQUE DE FRANCE,

6, RUE GIT-LE-CŒUR, 6.

1863

ÉTUDE

SUR

L'ALBUMINOGÉNÈSE.

⁓⚬⚬⚬⁓

NOTIONS PRÉLIMINAIRES.

Le terrain sur lequel nous nous proposons aujourd'hui de faire une excursion est encore presque vierge de culture. Par une de ces bizarreries inexplicables, et qui est bien loin d'ailleurs d'être sans analogue dans les annales des sciences, c'est précisément le phénomène qui devait attirer davantage l'attention des expérimentateurs, qui se sont passionnés pour l'étude de l'albuminurie, dont ils se sont le moins préoccupés jusqu'à ce jour.

Si l'on en excepte, en effet, les expériences de William Prout, qui, le premier, en 1831, signala la plus forte proportion de l'albumine urinaire, deux ou trois heures après les repas; celles de Lehmann qui, en 1843, vinrent confirmer la justesse de ces observations; celles enfin de M. Gubler, qui, en 1854, s'attacha à déterminer l'influence du régime lui-même sur l'excrétion albumineuse, aucun autre observateur ne s'est engagé plus avant dans un champ qui, pour produire les plus heureux fruits, ne demandait qu'un peu de culture.

Jusqu'ici donc on n'a avancé dans l'espèce que le fait suivant, à savoir que l'urine du sang est moins chargée d'albumine que celle de la digestion. Tel était l'état de la question quand, il y a quelques années, nous nous en sommes occupé à notre tour. Les expériences que nous avons effectuées à ce point de vue sont innombrables. Quelques-uns des résultats que nous avons obtenus ont été consignés déjà dans divers mémoires; d'autres sont encore inédits. Ce sujet est si important, les données qui découlent des faits par nous signalés sont de nature à jeter une telle lumière sur une question jusqu'ici considérée

comme si obscure, que nous nous sommes décidé à exposer les
fruits de nos recherches dans un travail d'ensemble.

C'est en nous basant sur les notions physiologiques les plus
élémentaires que nous avons essayé de tirer de nos épreuves
albuminométriques quelques déductions doctrinales. En ad-
mettant que de telles interprétations ne soient point jugées légitimes, les faits que nous avons à signaler n'en resteront pas
moins acquis à la science. D'autres physiologistes plus instruits
pourront les mettre plus heureusement en œuvre. Notre unique
but, c'est de contribuer dans la mesure de nos forces à la dé-
couverte de la vérité.

Bien que nous ayons traité autre part (1) avec quelques détails, de l'albuminométrie, comme nos lecteurs peuvent ne
point avoir connaissance de nos travaux sur la matière, nous
devons ici, pour l'intelligence de ce qui va suivre, donner un
léger aperçu sur ce mode d'investigation.

Tous les observateurs qui nous ont précédé dans cette voie
d'exploration se sont contentés d'apprécier approximativement
les proportions d'albumine contenues dans les urines. M. Gubler se sert, à cet effet, d'un simple verre à expérience, et verse
dans les urines une proportion d'acide toujours la même. Il
laisse ensuite le dépôt s'effectuer spontanément. Il avoue, du
reste, lui-même avec juste raison qu'un tel procédé n'a aucune
rigueur, et qu'il ne présente pas la précision qu'exigent les expériences de la physique (2).

M. Nonat (3) se sert d'une éprouvette ordinaire graduée dans
laquelle il verse 90 parties d'urine et 10 parties d'acide. Il laisse
également le précipité se déposer spontanément. Il note, au bout
de quelques heures, la hauteur comparative de l'albumine, et
l'expérience est terminée.

Ces procédés sont défectueux à un double titre. En premier
lieu, la quantité d'acide employée doit être subordonnée aux
proportions de l'albumine. Une trop grande quantité de réactif
a pour effet de crisper ce principe immédiat dont le volume se
trouve par là même réduit d'autant. Employé en trop faible
proportion, ce même réactif ne coagule pas toute l'albumine
contenue dans l'urine Il ne saurait donc y avoir de règle invariable pour le dosage de l'acide. Il en faut assez pour précipiter
toute l'albumine, mais ni plus ni moins.

La seconde imperfection de cette manière de procéder tient à
l'inégale stratification de l'albumine. Pour que la hauteur du

(1) De la nature névrosique de l'albuminurie. Br., grand in-8° de
80 pages. Chez J.-B. Baillère.
(2) Études sur l'albuminurie (MM. Gubler et Luton). 1857, p. 17.
(3) *Gaz. des Hôp.*, 1854, n° 68.

précipité soit sainement appréciée, il faut de toute nécessité que la composition de ce dernier soit parfaitement homogène, et que les grumeaux albumineux soient dissociés avec le plus grand soin, de telle sorte qu'ils ne renferment entre eux aucun interstice occupé par le liquide.

Notre procédé d'analyse a précisément pour but de parer à ces divers inconvénients. Voici d'ailleurs ce en quoi il consiste.

Notre albuminomètre est tout simplement un tube en verre de $0^m,008$ de diamètre sur $0^m,22$ de longueur. Il est clos à l'une de ses extrémités par un bouchon en liége, carrément taillé suivant sa face supérieure ou interne. L'instrument est gradué en centimètres et en millimètres, suivant une hauteur de $0^m,15$ seulement, à partir du niveau supérieur du bouchon obturateur.

La quantité d'urine à analyser occupe invariablement le même volume et son niveau supérieur correspond toujours à la dernière division millimétrique, c'est-à-dire au trait correspondant au quinzième centimètre.

Ce tube repose sur un piédestal en bois, où il se trouve fixé, soit au moyen d'une simple ouverture d'implantation d'un diamètre proportionné à celui de l'instrument, soit à l'aide d'un tuteur à anneaux destinés à le maintenir, tuteur implanté lui-même sur le piédestal en question.

Pour effectuer avec quelque exactitude l'analyse volumétrique de l'albumine, voici comment nous procédons :

L'urine est versée dans le tube, de telle sorte que le niveau du liquide atteigne au dernier trait de l'échelle graduée, correspondant, avons-nous dit, à la quinzième division centimétrique. Le réactif alors est versé goutte à goutte jusqu'à ce que l'on soit parvenu à troubler la liqueur à explorer dans toute sa masse et jusqu'à sa surface. On est sûr alors d'en avoir employé une quantité suffisante pour précipiter toute l'albumine. Le nombre des gouttes à employer varie en raison même des proportions de ce principe immédiat. Les quantités extrêmes correspondent en général aux urines, soit faiblement, soit fortement albumineuses. Pour précipiter la totalité de l'albumine, il faut en moyenne de 12 à 20 gouttes de réactif.

Ce premier temps de l'opération effectué, il s'agit de faire en sorte que le précipité se tasse uniformément dans ces tubes étroits, où les grumeaux d'albumine éprouvent d'autant plus de difficulté pour gagner les parties les plus déclives, qu'ils sont plus consistants. Pour les dissocier, il suffit de faire usage d'une longue et fixe vergette en verre dont on se sert à plusieurs reprises et à plusieurs heures d'intervalle, pour en opérer une désagrégation parfaite.

.Le précipité ainsi rendu parfaitement homogène, on le laisse déposer durant un laps de temps toujours le même, soit vingt-quatre heures, et l'opération est terminée ; il ne reste plus qu'à noter la hauteur du produit.

Telle est la façon la plus simple et la plus exacte de procéder à l'analyse volumétrique de l'albumine. Ce procédé toutefois ne présente point encore toute l'exactitue d'une expérience de physique, par la raison fort simple que tous les précipités albumineux n'offrent point à volume égal la même densité. Plus les urines sont chargées d'albumine, plus le poids spécifique des grumeaux albumineux est notable, et, par suite, plus le tassement de ces derniers est considérable. C'est cette considération qui fait que, pour apprécier exactement le poids d'un précipité donné, il est généralement indispensable de le peser lui-même, car ce même poids ne peut être apprécié comparativement pour deux dépôts d'un égal volume, la condensation de ces mêmes dépôts n'étant à peu près la même que lorsque les échantillons d'urine contiennent des proportions égales d'albumine. Malgré cette légère imperfection, ce procédé d'analyse volumétrique n'en est pas moins de nature à fournir dans l'espèce des données suffisamment exactes.

Mais en voilà assez sur ce sujet. Nous renvoyons au mémoire cité les personnes qui désireront s'édifier plus amplement sur son compte.

Ce n'est pas le tout que d'avoir un bon procédé d'analyse, pour se livrer avec fruit aux recherches albuminométriques ; il est encore une autre condition non moins capitale à réaliser. Il faut avoir à sa disposition un sujet convenable. Or, rien ne nous paraît plus difficile à rencontrer. Pour en donner une idée, il nous suffit de dire que nous avons jusqu'à ce jour donné des soins à quarante-trois albuminuriques. Or, sur ce nombre de malades, fort respectable assurément, nous n'avons trouvé qu'un seul sujet réalisant toutes les conditions nécessaires pour effectuer ces sortes d'expériences.

C'est que tous les malades ne sont pas également impressionnables aux divers agents albuminogéniques, et qu'il est certaines conditions physiques des urines qui donnent aux épreuves des résultats d'apparence contradictoire.

Le sujet dont nous venons de parler, et qui a été pour nous une mine féconde d'observation, c'est une jeune femme dont nous avons suivi dans toutes ses phases la longue et cruelle maladie. La première partie de son histoire se trouve consignée dans plusieurs travaux, notamment dans le mémoire cité (p. 32). Les dernières péripéties de ce triste drame pathologique se sont déroulées dans le mois d'avril dernier. Cette pauvre femme a succombé à un cancer du rectum. Le début de la névrose albuminurrhéique remontait au mois de septembre 1857. Nous avons donc pu, pendant quatre ans et quatre mois, étudier avec tout le soin possible cette dernière affection chez ce précieux sujet, dont la mort a été pour nous une perte réelle au point de vue scientifique, en même temps qu'une véritable peine pour des raisons faciles à comprendre.

Pendant tout le cours de cette longue maladie, marquée par la série la plus variée des accidents pathologiques, nous avons effectué avec les urines de la femme Pioger un nombre incalculable d'analyses albuminoscopiques. Or, chose bien digne de remarque, les résultats n'ont pas varié une seule fois. Jamais nous n'avons eu à noter aucune donnée contradictoire. Il n'en a pas été ainsi chez la plupart de nos autres malades. Nous avons pu, chez la plupart d'entre eux, constater l'exactitude les remarques faites sur notre autre malade ; mais bon nombre de fois les résultats ont été peu tranchés ; plus d'une fois ils se sont trouvés en opposition flagrante avec ceux que nous nous attendions à constater. Nous avons été longtemps avant de reconnaître la cause de ces contradictions. Enfin, nous avons été assez heureux pour la découvrir ; et comme nous avons l'habitude de tenir journellement note de tout ce que nous faisons, il nous a été fort aisé de constater que la même particularité s'était produite toutes les fois que nous avions eu à consigner un résultat inattendu.

Cette particularité tient tout simplement à la densité différente des urines. Si l'on veut obtenir des résultats comparables entre eux, il faut opérer sur des urines affectant un même poids spécifique. Tout est là. Or, c'est précisément parce que les expérimentateurs qui nous ont précédé dans la carrière n'ont point reconnu ce fait éminemment capital, qu'ils ont eu à noter, sans s'en rendre compte, quelques résultats contradictoires. Nous le répétons, chez la femme Pioger, nous n'avons jamais eu à éprouver aucune déception de cette nature.

C'est que cette femme réalisait une condition précieuse dans l'espèce, mais qu'on doit avoir rarement sans doute occasion de rencontrer. Le poids spécifique de ses urines des vingt-quatre heures ne variait que fort exceptionnellement, pour ne pas dire jamais.

Contrairement à ce qui s'observe chez tous les sujets peutêtre, qu'elles fussent excrétées le matin à jeun, à la suite d'un repas, qu'elles fussent rares ou copieuses, leur densité n'en restait pas moins la même. Or, toutes les fois que nous avons constaté chez nos autres sujets des résultats décevants, nous avons constamment trouvé que le précipité le plus abondant, contre notre attente, correspondait précisément à l'urine la plus dense.

D'autres expériences, d'ailleurs, sont venues nous donner la clef de ces phénomènes, faits pour surprendre l'esprit au premier abord.

La somme des pertes d'albumine semblerait avoir des limites assignées pour un laps de temps donné. C'est ainsi que si, dans un moment quelconque, cette excrétion est un peu plus abondante, elle paraît se réduire bientôt en proportion directe, de manière à ramener l'équilibre. On en pourra plus loin voir des exemples, quand il sera question de la médication perturbatrice.

D'un autre côté, les pertes d'albumine sont, jusqu'à un certain point, subordonnées à l'abondance de l'excrétion urinaire. Un malade qui excrète une grande quantité d'urines est fort loin d'éprouver une déperdition albumineuse proportionnelle. Nous avons même établi, dans un tableau qui figure à la page 47 du mémoire déjà cité, que les proportions d'albumine les plus notables semblent en somme se produire de préférence chez les sujets chez lesquels la diurèse est la moins copieuse. Laissons ces faits déjà publiés, et citons à l'appui de cette remarque, qui, bien entendu, ne peut être posée qu'avec certaines réserves, quelques expériences pondérimétriques effectuées avec les urines de deux jeunes albuminuriques que nous avons eus récemment à traiter.

Voici les résultats de trois analyses effectuées avec les urines d'un enfant dont nous avons donné l'histoire dans un autre travail (1).

Excrétion urinaire des 24 heures.	Densité à notre urinomètre.	Densité en chiffres usuels.	Perte d'albumine en 24 heures.
220 gram.	6° (n° 2)	1010	1 gr. 70
240 —	7° (id.)	1012	1 70
710 —	1° (id.)	1006	0 80

Voici un autre tableau dressé avec les urines d'un jeune homme de 15 ans qui a succombé à une albuminurie de forme hydrorganique pure.

Urines des 24 heures.	Densité à notre urinomètre.	Densité en chiffres usuels.	Perte d'albumine des 24 heures.
200 gram.	15° (n° 2)	1018	13 gram.
250 —	10° (id.)	1014	17 —
300 —	10° (id.)	1014	7 —
300 —	20° (id.)	1022	13 —
300 —	20° (id.)	1022	17 —

(1) Essai sur les effets de la médication perturbatrice, etc., *in France médicale*. 1861, numéros 21, 22, 23.

Urines des 24 heures.	Densité à notre urinomètre.	Densité en chiffres usuels.	Perte d'albumine des 24 heures.
400 gram.	5° (n° 2)	1010	9 gram.
400 —	10° (id.)	1014	12 —
400 —			7 —
700 —			2 50
800 —	5°	1010	9 —

On voit que ces tableaux viennent à l'appui des deux propositions précédemment émises, à savoir : que les urines les plus
copieuses sont celles qui, absolument, charrient les plus faibles
proportions d'albumine, et que les déperditions les plus minimes de ce principe immédiat correspondent aux plus faibles
densités. Ces remarques, d'ailleurs, sont générales et n'ont,
bien entendu, rien d'absolu, pour bien des raisons aisées à
comprendre. C'est un fait saillant que nous nous bornons à noter sous toutes réserves ; voilà tout.

Ce n'est pas, du reste, par cela même que la diurèse est fort
abondante ou peu copieuse, que les urines entraînent peu ou
beaucoup d'albumine pendant un laps de temps donné. Les
proportions du véhicule ne font rien à la chose à ce point de
vue. Cette particularité tient à une autre cause, toute physiologique. C'est que, le plus ordinairement, lorsque l'affection
tend à s'améliorer, l'excrétion urinaire est plus copieuse que
dans les conditions opposées. C'est ce qui fait que les causes diverses qui président à l'albuminogénèse agissent avec moins de
puissance : de là une déperdition albumineuse moins abondante
et inversement.

Ce fait, encore une fois, ne peut rien avoir d'absolu, mais c'est
une remarque dont de nombreuses observations nous ont permis de constater la justesse d'une façon générale.

Or, c'est cette particularité qui nous permet de nous rendre
compte des raisons auxquelles il faut rapporter les soi-disant
résultats contradictoires. De deux échantillons d'urine fournis
par le même sujet, ce sera, presqu'à coup sûr, celui dont la
densité sera plus élevée qui sera le plus chargé d'albumine.
Qu'une condition quelconque vienne à réduire momentanément
les quantités du véhicule, les principes qui s'y trouvent en dissolution, sels, albumine, etc, s'y trouveront à un plus grand
état de concentration, sans toutefois que, pour un temps donné,
la proportion en soit absolument augmentée. De là une augmentation de la densité absolue de cet échantillon d'urine ;
de là aussi sa plus grande surcharge d'albumine. Ce raisonne-
ment nous paraît si logique que nous espérons avoir été parfaitement compris.

Que l'une des mille raisons qui peuvent modifier quantitativement les proportions de l'excrétion urinaire viennent à les réduire au moment d'une expérience albuminométrique, la densité des urines se trouvera augmentée. De là la concentration de l'albumine, et par là même une surcharge relative de ce principe immédiat, à laquelle on pouvait fort bien avoir peu lieu de s'attendre.

Pour mettre un tel fait en lumière, un exemple le fera mieux comprendre.

On verra plus loin que, de tous les aliments peut-être, les pommes de terre sont celui qui détermine la plus forte déperdition albumineuse. Or, voici une expérience dans laquelle on remarque un effet diamétralement opposé.

Nous faisons faire un repas avec cette substance alimentaire à Mme Th. et nous analysons des urines avant, et trois heures après l'expérience. Voici les résultats de ces deux analyses.

	Densité.	Hauteur du précipité à notre albuminomètre.
Urines à jeun, avant l'expérience.........	15° (n° 2), soit 1018	0,036
Urines trois heures après...............	6° (n° 2), 1010	0,026 (en moins 0,01).

Il est aisé de voir que ce résultat, qui paraît contradictoire, vient uniquement de la concentration des urines dans la première expérience, et de la dilution beaucoup plus considérable de l'albumine dans la seconde.

Or, nous le répétons, toutes les fois que nous avons eu à noter des résultats albuminométriques inattendus, nous avons toujours constaté que l'échantillon fournissant le plus abondant précipité correspondait invariablement aux urines accusant contre notre attente la densité la plus élevée.

Comme nous l'avons déjà fait remarquer, les urines de la femme Pioger ont présenté ce caractère physique particulier, d'affecter une densité à peu près invariable dans les 24 heures, quelle qu'ait été la nature des modificateurs ayant agi sur son organisme. On conçoit, d'après ce qui précède, combien une telle particularité à dû nous rendre ce sujet précieux pour nos recherches albuminoscopiques.

Notons, avec cela, que cette femme était douée d'une grande intelligence et d'une bonne volonté à toute épreuve. Sans cette double condition, l'expérimentateur doit renoncer à se livrer à des épreuves qui, pour être décisives, doivent être exécutées avec un soin, une précision extrêmes, et demandent à être répétées un suffisant nombre de fois pour être sainement appréciées.

La plupart des faits que nous aurons à signaler ont été expérimentés sur plusieurs de nos malades, parce qu'il s'en est
presque toujours présenté un certain nombre qui se sont trouvés
propres à chacune de nos recherches particulières. Nous aurions
désiré répéter aussi sur quelques-uns d'entre eux nos expériences
sur les effets albuminogéniques de la digestion, mais nous avons
dû plutôt y renoncer, les uns n'étant pas doués d'une sensibilité convenable à cet agent albuminipare, les autres ne se trouvant pas à une proximité suffisante pour nous faciliter ce genre
de recherches, les autres, enfin, ne nous offrant pas du côté de
l'intelligence et de la bonne volonté toutes les garanties nécessaires. Un seul sujet, donc, nous a servi à faire nos expériences relatives à la digestion. A défaut de nombre, nous avons
eu au moins la qualité ; car jamais sujet ne réalisa des conditions aussi parfaites pour donner à ces investigations tout le
cachet d'exactitude désirable.

Ces notions préliminaires posées, entrons maintenant dans
le fond du sujet. Occupons-nous d'abord des principales conditions physiques ou organiques qui sont de nature à engendrer l'albuminurie : nous traiterons ensuite des modificateurs
soit physiologiques, soit thérapeutiques, soit pathologiques, qui
exercent de l'influence sur le phénomène albuminurrhée (écoulement d'albumine par la voie des urines).

§ 1. De quelques-unes des conditions physiques ou organiques qui peuvent engendrer l'albuminurrhée.

Toute condition physique ou organique susceptible de pervertir la modalité du système nerveux cérébro-spinal est de nature à engendrer l'albuminurrhée. Pour en donner la preuve, il nous suffira de faire une courte excursion dans le domaine de l'étiologie de l'albuminurie, que résume implicitement presque tout entière cette simple proposition.

« M. Bernard a constaté que la piqûre du plancher du quatrième ventricule déterminait le *diabète*, si l'excitation portait un peu au-dessus de la pointe du quatrième ventricule ; de l'*albuminurie*, si au contraire elle portait un peu plus haut (1). »

Le docteur Huncker a trouvé de l'albumine dans les urines d'un sujet chez lequel une chute faite d'un lieu élevé avait déterminé une commotion de la moelle épinière. L'excrétion albumineuse a diminué dans les urines, à mesure que la maladie a marché vers la guérison (1).

M. Bauchet, dans la séance de la société de chirurgie du 21 août 1861, a rappelé plusieurs faits où l'albuminurie a été le résultat d'une commotion cérébrale (contusion du crâne) (2). De pareils faits pullulent aujourd'hui dans les divers recueils périodiques.

Si l'éclampsie engendre l'albuminurrhée cela tient, dans notre opinion, à ce que les convulsions apportent un trouble profond dans les grandes fonctions de l'hématose, et déterminent une violente commotion des centres nerveux.

Nos voisins d'outre-Manche ont beaucoup insisté sur l'influence des excès de boissons, comme cause de l'albuminurie. On sait que la classe ouvrière de ce pays est fort adonnée à l'usage du gin, de l'ale, du strong-beer, et des autres boissons fermentées. On a prétendu que ces dernières n'agissaient que par une action directe sur les organes de la dépuration urinaire. Une semblable thèse ne nous semble plus soutenable aujourd'hui. Les expériences de MM. Maurice Perrin, Duroy et Ludger Lallemand nous mettent à même, croyons-nous, de donner à ces faits leur véritable acception, en nous permettant de remonter à leur cause physiologique.

Ces expérimentateurs ont démontré que l'alcool est un excitant du système nerveux, et qu'il se condense surtout dans le

(1) Lorain, thèse pour le concours pour l'agrégation, p. 60.
(2) Compend. de méd. de Monneret et Teury, t. Ier, p. 100, 1re col.
(3) *Gaz. des Hôp.* 1861, p. 407.

cerveau et le foie. Après avoir enivré des chiens, ils ont pu retirer 3 gr. 25 d'alcool pur de la masse encéphalo-rachidienne de ces animaux, représentant un poids de 440 gr. (1).

L'alcool agit donc primitivement sur le système nerveux central ; et c'est, suivant nous, en pervertissant sa modalité qu'il détermine l'albuminurie.

Nous en dirons autant des effets de la réfrigération, une des causes les plus fréquentes de cette affection dans nos pays. Ici encore l'anatomie pathologique va porter devant nos yeux son lumineux flambeau.

Chacun sait de reste que, par ce fait d'un abaissement notable de la température, les sujets qui y sont soumis sont irrésistiblement portés au sommeil. Veut-on nier que ce phénomène ne traduise manifestement un état de souffrance du système nerveux central ? Il nous suffira de rappeler les importantes remarques de M. Krajeuski (2).

Cet observateur ayant eu occasion de pratiquer cinq autopsies sur des personnes mortes sous l'influence du froid, cinq fois il a pu constater l'écartement des sutures coronaire et sagittale, phénomène évidemment posthume et tenant uniquement à la congestion considérable des centres nerveux.

Des faits de cette nature ne suffisent-ils pas encore une fois pour mettre hors de doute l'influence perturbatrice exercée sur la modalité du système nerveux central par un abaissement soit subit, soit graduel de la température ?

Tout obstacle, soit subit, soit progressif à l'accomplissement du grand acte de l'hématose peut donner lieu à l'albuminurrhée. Aussi ce phénomène morbide se produit-il souvent dans l'asphyxie, quelle que soit d'ailleurs la cause qui la détermine. Pour s'en rendre compte est-il logique d'invoquer les effets d'une compression, d'une congestion rénale qui, parfois même, n'ont pas le temps de se produire? Ne voit-on pas, au contraire, qu'il est la conséquence évidente de la profonde atteinte portée à la modalité du système nerveux central?

M. Bouchut a démontré que l'albuminurie se produit *presque instantanément* sur les chiens qu'on fait périr par strangulation.

M. Ed. Robin a établi que « l'albumine s'échappe par les urines dans toutes les maladies, dans toutes les circonstances où, pendant un temps suffisamment prolongé, l'hématose est rendue très-incomplète (3). »

(1) Voir les notes présentées par ces expérimentateurs dans la séance du 24 octobre 1859 et dans celle du 10 septembre 1860 de l'Académie des science (*Union médicale*, nouvelle série, t. IV, p. 178; t. VII, p. 483).
(2) *Gaz. des Hôp.* 1860, numéros 140, 141.
(3) *Union médicale*, nouvelle série, t. III, p. 59.

De là l'albuminurie dans le croup, dans les affections organiques du cœur, du foie, dans toutes les conditions organiques
en un mot, où les fonctions hématosiques sont plus ou moins
profondément troublées. La modalité des grands centres nerveux se trouve par là pervertie. Or, l'albuminurrhée est une
des façons suivant lesquelles ces derniers peuvent traduire
leur souffrance.

Les troubles de l'hématose, du reste, n'exercent pas une
moindre influence sur l'albuminurrhée en puissance. Les accidents dyspnéiques, on le verra plus loin, sont doués de la puissance albuminogénique la plus marquée.

Il est encore une condition organique qui prédispose à cette
névrose dont on n'a point su jusqu'ici convenablement interpréter l'influence pathogénétique, laquelle dans nos doctrines
semble s'expliquer de la façon la plus naturelle. Nous voulons
parler de l'albuminurie de la grossesse (1).

Pour rendre compte de la pathogénie de cette affection, deux
opinions sont en présence. Les uns invoquent une théorie toute
mécanique : la compression des veines iliaques et du tronc de
la veine cave par le globe utérin. Malheureusement, un fait
d'une observation des plus vulgaires suffit pour renverser cette
doctrine. C'est que journellement on voit une foule d'affections
abdominales produire des obstacles à la circulation beaucoup
plus prononcées encore, sans engendrer l'albuminurie. N'en
est-il pas ainsi pour ce qui a trait aux kystes ovariques, par
exemple, qui parfois pourtant atteignent les dimensions les
plus monstrueuses?

Une seconde doctrine, beaucoup plus rationnelle assurément,
place dans le sang, modifié dans sa composition, la cause première de cette affection. Cette opinion, du reste, ne fait qu'é-
luder la question. Le sang est-il primitivement malade? Quel
est, en fin de compte, le siége de la protopathie?

D'après notre manière d'interpréter les faits, ce double problème nous semble d'une solution assez facile. Il peut se résoudre en quelques mots. Le système nerveux central est primitivement malade; l'altération du sang est un effet, et non la
raison première de cette névrose. La lésion organique des reins,
quand toutefois elle existe, n'est qu'une conséquence de l'altération du fluide urinaire.

Cette théorie nous semble d'une simplicité si primitive, que
nous avons peine à comprendre comment on a pu faire tant
d'efforts d'imagination pour l'interprétation de phénomènes
morbides, dont la pathogénèse repose sur les données physiolo-
gico-pathologiques les plus élémentaires.

(1) Voir notre étude sur cet objet. Br. in-8°, chez Germer-Baillère.

Il est un fait dont personne ne saurait récuser l'évidence,
C'est que l'état de grossesse est particulièrement propre à troubler l'équilibre du névro-système et à engendrer les névropa-
thies les plus diverses. Est-il nécessaire de rappeler les accidents
nerveux si variés auxquels les femmes sont sujettes à payer tribut dans cette période véritablement critique de leur vie? Citons
seulement pour mémoire quelques-uns d'entre eux : vomissements trop souvent incoercibles; pica, malacia; insomnies; impressions sensoriales exagérées, perverties ; anesthésie, hypé-
resthésie de l'utérus; accidents hystériques divers ; vésanie; épi-
lepsie ; éclampsie ; paralysies diverses, etc., etc.

Est-il donc difficile, après ce triste, mais véridique tableau,
de concevoir qu'une perturbation vitale puisse, dans certaines
conditions, porter de préférence sur le système nerveux central
et engendrer la névrose albuminurrhéique ?

Pour ce qui est de l'albuminurrhée liée à un état organique
des reins, soit provoqué (ligature des veines), soit pathologique
(cancer, etc.), nous l'expliquons par une action réflexe sur les
centres nerveux, vers lesquels peuvent évidemment retentir les
souffrances de tous les organes.

En résumé, dans ces doctrines, la question de la pathogénie
de l'albuminurie se réduit à la simplicité la plus élémentaire.
Elles sont basées sur l'examen des faits les plus évidents et de
l'interprétation la plus physiologique, la plus naturelle. Que
l'on vienne ensuite à parcourir le domaine, beaucoup trop restreint jusqu'à ce jour, de la symptomatologie, ces mêmes doctrines permettent de s'en rendre un compte aussi exact que possible
sible, sans le moindre effort d'esprit. Tout se tient, tout s'en-
chaîne, tout se relie le plus naturellement à l'élément proto-
pathique, la névrose du système nerveux central. Mais ce serait
nous écarter du cadre que nous nous sommes en ce moment
tracé de nous appesantir sur cette question. Nous renvoyons,
pour plus ample informé, à nos divers mémoires sur la matière, en attendant que nous ayons mis la dernière main à un
travail d'ensemble, où nous nous proposons de traiter *ex pro-
fesso* de la névrose albuminurrhéique (1).

Mais en voilà assez sur la pathogénie de l'albuminurrhée.
Passons à l'étude de cette manifestation morbide en puissance,
et voyons de quelle façon elle est impressionnée par les divers
modificateurs qui exercent sur elle une influence manifeste.

(1) On peut, d'ailleurs, prendre connaissance de l'ensemble de nos doctrines sur l'albuminurie dans un ouvrage dont le grand succès atteste
assez le mérite et l'utilité. Dans la dernière édition de son *compendium* de
médecine; M. le docteur Bossu n'a pas dédaigné de consacrer quelques
pages à leur analyse (3e édition, 1862).

Abordons, en un mot, la partie la plus originale, la plus digne d'intérêt de ce travail : les données essentiellement expérimentales.

§ 2. De l'accomplissement des fonctions de la vie de relation au point de vue de l'albuminogénèse.

Il est un fait capital, dans l'histoire de l'albuminogénèse, qui, avant nos recherches, avait passé complétement inaperçu. Nous voulons parler de l'influence qu'exerce l'action musculaire sur l'excrétion albumineuse urinaire, influence considérable chez les sujets aisément impressionnés par les divers agents albuminogéniques.

Nous avons fait, à ce point de vue, un nombre considérable d'expériences sur plusieurs sujets. Les résultats n'ont jamais varié, toutes les fois que les épreuves ont été faites sur des malades réalisant les conditions voulues. Ils ont toujours traduit une élévation du précipité albumineux, sous l'influence de l'accomplissement des fonctions de relation ; élévation, du reste, subordonnée à la susceptibilité individuelle aux divers agents albuminogéniques.

Le sujet qui nous a fourni, à ce point de vue, les plus précieuses notions, c'est la femme Pioger qui, dans la deuxième phase de sa maladie, a réalisé, ainsi que nous l'avons déjà dit, les conditions les plus précieuses pour servir à ce genre d'investigation. Nombre de fois nous avons répété les mêmes épreuves avec ses urines, et pas une seule fois nous n'avons eu à noter de contradiction.

Dans une troisième période, toutefois, cette malade est devenue réfractaire à l'influence des agents albuminogéniques, notamment à celle de l'action musculaire. Ainsi, voici les résultats négatifs d'une épreuve où il s'agit pourtant d'une influence complexe, tels que nous les relevons sur notre livre de notes :

3 juillet 1860. Urines excrétées depuis six heures du matin jusqu'à neuf heures du soir : 271 gr. D (1) 2° (n° 2). *Albumine* : $0^m,022$. Perte d'albumine en ce laps de temps : 0 gr. 79.

(1) Toutes nos recherches spécificométriques ont été effectuées à l'aide d'un petit instrument d'une exquise sensibilité, conçu par nous et confectionné de nos propres mains. Il se compose d'un flotteur en liége de $0^m,012$ de longueur sur $0^m,006$ de largeur, surmonté d'une fine tige de baleine mobile longue de $0^m,03$. L'instrument est muni de trois tiges d'épaisseur différente, et partant destinées à traduire les densités les plus extrêmes. Elles sont désignées par les signes n° 1 (la plus ténue) ; n° 2 ; n° 3 (la plus épaisse). Pour rendre le flotteur imperméable, nous avons recouvert le liége d'un enduit de cire à cacheter. Voir, pour plus de détails, notre mémoire sur l'urinométrie. (*Abeille médicale.* 1861, n°s 20, 22, 23, 24, 26, 27.)

Urines excrétées depuis neuf heures du soir jusqu'à six heures du matin : 217 gr. D. 2° (n° 2). *Albumine* : 0,022. Perte d'albumine en ce laps de temps : 0,72. Perte d'albumine en vingt-quatre heures : 1 gr. 51.

Dans une quatrième phase de sa maladie, la femme Pioger est devenue de nouveau impressionnable aux agents albuminogéniques, mais à un bien moindre degré que durant le cours de la deuxième période. Il y a donc, dans cette expression phénoménale, une mobilité, une versatilité manifeste, bien propre à témoigner, une fois de plus, de sa nature éminemment névrosique.

C'est là, certes, un fait qu'il était très-important de connaître et de faire ressortir ; car, pour révoquer en doute des résultats réels, ont eût pû se croire fondé suffisamment, d'après les données négatives de quelques expériences qui n'auraient ici qu'un tort : celui d'avoir été effectuées dans de mauvaises conditions, ou sur des sujets non convenables.

Comme les expériences que nous avons faites avec les urines de la femme Pioger, dans la deuxième phase de sa maladie, ont constamment donné lieu à des résultats identiques, et qu'elles présentent toutes les garanties d'exactitude qu'on puisse souhaiter, ce sera sur elles, exclusivement, que nous nous appuierons, pour mettre en lumière les faits importants sur lesquels nous désirons appeler, en ce moment, l'attention.

Nous rappellerons de nouveau que, pour apprécier sainement l'influence albuminogénique d'un agent quelconque, la condition fondamentale, c'est de faire en sorte de soustraire le sujet à toute autre espèce d'influence. Ce même agent, en un mot, doit agir isolément ; s'il en était différemment, on n'aurait plus que des résultats sans valeur, étant le produit de la mise en jeu de modificateurs complexes.

Pour qu'une expérience albuminoscopique soit sainement conçue, il est donc nécessaire que, pendant toute sa durée, le sujet ne soit en proie à aucune souffrance, à aucun trouble fonctionnel de nature à porter atteinte à l'innervation cérébrospinale et, partant, à retentir sur l'albuminurrhée, qui n'est, dans notre opinion, qu'une de ses expressions pathologiques.

C'est pour le même motif que l'on doit choisir, pour effectuer l'expérience, le moment où aucune autre fonction importante de la vie organique n'entre en action. C'est pour cette raison que l'on doit opérer en dehors de la période digestive.

Pour ces épreuves, comme du reste pour la plupart de toutes les autres, c'est le moment du réveil qu'il convient de choisir de préférence. C'est alors, en effet, que l'organisme réalise les conditions les plus favorables pour traduire l'influence exercée sur lui par les divers modificateurs. C'est aussi à la suite d'un sommeil réparateur et d'un repos prolongé des organes que le chiffre de l'excrétion albumineuse urinaire présente son minimum. Cela se conçoit à merveille : c'est que c'est dans ces conditions que la somme des dépenses organiques est la moins considérable, et que le système nerveux central est soustrait le plus complétement à l'influence des divers agents susceptibles de l'impressionner.

C'est pour de telles raisons que, dans l'ordre physiologique, nonobstant une augmentation manifeste de la densité relative des urines du matin, la densité absolue de cette excrétion se trouve en réalité diminuée. Or, dans l'albuminurie, cette diminution a lieu pour l'albumine ainsi que pour les autres principes chimiques qui s'y trouvent en dissolution.

Ce n'est donc pas parce que c'est l'urine dite *du sang* qu'elle contient moins d'albumine que celle de la digestion ou celle de la journée, ainsi que l'a avancé M. Gubler : c'est tout simplement parce qu'elle correspond à une période de repos de l'organisme, période durant laquelle le système nerveux central, qui préside à l'albuminogénèse, a été impressionné au plus faible degré par les divers agents albuminipares. C'est là, du reste, une vérité que les expériences qui suivent vont mettre hors de doute.

Voici comment nous avons procédé pour écarter, dans l'espèce, l'intervention de tout autre facteur.

La femme Pioger se trouvait alors, nonobstant son albuminurie chronique, dans les meilleures conditions de santé relative. Elle ne faisait usage d'aucun médicament. Nous opérions à son réveil, à la suite d'un long et paisible sommeil. Elle recueillait un échantillon d'urine avant d'exécuter le moindre mouvement. Elle se levait ensuite pour se livrer à ses occupations domestiques accoutumées, et n'ingérait aucune espèce d'aliment pendant toute la durée de l'expérience. En procédant de la sorte, on était parfaitement sûr de mettre hors de cause tout autre agent albuminipare que celui dont on désirait étudier l'action.

Exp. I. Un premier chantillon d'urine est pris à cinq heures du matin, un deuxième à huit heures, un troisième à neuf heures. Dans ce laps de temps l'action musculaire entre seule en jeu. Voici les résultats de cette triple épreuve :

Urine de 5 heures du matin, hauteur du dépôt albumineux dans notre albuminomètre : $0^m,025$.

Urine de 8 heures du matin, hauteur du dépôt albumineux dans notre albuminomètre : $0^m,047$.

Urine de 9 heures du matin, hauteur du dépôt albumineux dans notre albuminomètre : 0ᵐ,064.

Différence en plus de la dernière épreuve comparativement à la première : 0ᵐ,039.

Faisons de suite ressortir, de cette expérience, l'inexactitude de l'assertion de M. Gubler. L'urine de neuf heures du matin est manifestement bien plus encore celle du sang que celle qui a été émise quatre heures plus tôt. Or, on voit qu'elle est beaucoup plus chargée d'albumine. Il n'est donc pas juste de dire que l'urine du sang est plus albumineuse que celle de la digestion, fonction dont s'est uniquement préoccupé cet habile observateur, au point de vue albuminipare. Nous ne pouvons que répéter ici ce que nous avons avancé précédemment, à savoir que : chez un sujet impressionnable, la proportion de l'excrétion albumineuse est essentiellement subordonnée à la somme de dépense de l'innervation cérébro-spinale; on voit, dans l'espèce, combien il importe de distinguer l'urine du réveil de celle du sang, qui est un terme beaucoup trop vague. Deux échantillons de cette dernière, en effet, peuvent contenir des proportions bien variables d'albumine, en raison des influences diverses qui auront du porter leur action sur le système nerveux central, durant le temps correspondant à la sécrétion.

Exp. II. Pour vérifier la certitude de cette donnée, l'influence albuminipare de l'action musculaire, il y avait une contre-épreuve à tenter. Il s'agissait, après avoir constaté les effets du mouvement succédant à un repos prolongé, d'intervertir l'ordre des facteurs, c'est-à-dire d'examiner ce qui se passerait si, après le libre accomplissement des fonctions de relations, le corps était maintenu, durant un certain laps de temps, dans une immobilité absolue.

Voici la relation de l'une des expériences que nous avons effectuées dans cette vue :

La femme Pioger dîne à midi. A deux heures nous lui faisons recueillir un échantillon d'urine, puis nous lui recommandons de se coucher jusqu'à cinq heures du soir, en évitant, durant ces trois heures, de se livrer au moindre mouvement.

Cette double expérience albuminoscopique nous a fourni les résultats suivants :

Urine de 2 h. Hauteur du dépôt album.   0ᵐ,060
  — 5 —   0ᵐ,037
Différence en moins de ce dernier précipité = 0ᵐ,023

Notons encore que cette femme s'est mise au lit en pleine digestion, condition propre encore à augmenter le chiffre de la déperdition albumineuse.

Il suffit, on le voit, d'un repos de quelques instants pour opérer une réduction très-manifeste de l'excrétion albumineuse. Cela se conçoit. Le phénomène albuminurrhée traduit la somme de dépense de l'innervation cérébro-spinale. A peine impressionné par un agent quelconque, le système nerveux accuse, par la voix de cette expression pathologique, l'influence reçue par lui ; mais ici se produit cette particularité que l'on peut en quelque sorte considérer comme la caractéristique de toute manifestation d'une essence névrosique ; la mutabilité, l'instantanéité ; les influences agissent vite, mais elles ont aussi une courte portée. Ainsi, l'action musculaire peut, en quelques instants, avoir pour effet de déterminer une élévation sensible du dépôt albumineux ; il suffit, par contre, de quelques moments de repos, pour produire un abaissement non moins notable de ce même précipité. Si le repos fait vite sentir son influence, en abaissant notablement la somme de l'excrétion albumineuse, ses effets, aussi, ne tardent pas à atteindre leurs limites. En un mot, la réduction des pertes d'albumine n'est pas en raison directe du temps suivant lequel le malade est soustrait à l'influence de l'action musculaire de la vie de relation. Il arrive un moment où la hauteur du dépôt reste invariable, quelque prolongé que soit le repos observé par le sujet. Voici une expérience à l'appui de cette assertion :

Exp. III. Nous avons fait prendre un échantillon d'urine à neuf heures du soir, au moment du coucher. Trois autres échantillons en ont été recueillis l'un à minuit, l'autre à cinq heures, le dernier à neuf heures du matin. Les hauteurs des dépôts ont été les suivantes :

Urine de 9 h. du soir. Hauteur du dépôt album. 0^m,044
—   minuit.. . . . . 0^m,027
—   5 heures du matin. . . . . 0^m,024
—   9 heures du matin. . . . . 0^m,022

Exp. IV. Autre expérience (19 et 20 juin 1859).

Urine de 9 h. du soir. Hauteur du dépôt album. 0^m,056
—   5 heures du matin. . . . . 0^m,023
—   9 heures du matin. . . . . 0^m,022

Nous avons fait, un jour, observer à notre sujet le repos le plus absolu, depuis neuf heures du soir jusqu'à onze heures du matin ; le dernier dépôt obtenu a présenté la même hauteur que celui de neuf heures du matin.

Il est aisé, du reste, de se rendre compte de cette particularité. L'albuminurrhée peut être considérée comme une sorte de thermomètre, traduisant la somme des dépenses de l'innervation cérébro-spinale. Le décubitus horizontal, l'immobilité absolue, réalisent les conditions physiologiques dans lesquelles l'action vitale s'abaisse à son minimum, et comporte, par là même, une moindre intervention du système nerveux. De là la réduction des pertes de l'albumine urinaire.

Mais quelque complète, quelque prolongée que soit l'immobilité observée par le sujet, l'influence nerveuse, bien que réduite à ses dernières proportions, n'en subsiste pas moins, par la raison fort simple qu'elle ne saurait s'éteindre qu'avec la vie. Ne faut-il pas compter, par exemple, avec l'action musculaire des appareils cardio-vasculaire et respiratoire, du système gastro-intestinal, etc? S'il en était différemment, on comprend que le moyen physiologique le plus puissant, pour guérir l'albuminurrhée, consisterait à faire observer aux sujets une immobilité absolue et prolongée, et une diète aussi rigoureuse que possible. Mais le problème est beaucoup plus complexe. On peut assurément tirer quelque parti de cette précieuse notion au point de vue de la thérapeutique ; mais une telle indication ne saurait être considérée que comme un moyen purement palliatif.

L'action musculaire *active* est donc une cause albuminogénique très-manifeste, très-puissante. Nous avons désiré déterminer l'influence de l'action musculaire *passive*, si nous pouvons nous exprimer ainsi. Pour atteindre ce but, voici comment nous avons procédé :

Exp. V. Nous avons fait recueillir un échantillon d'urine du réveil, à la femme Pioger, puis nous l'avons fait asseoir durant deux heures devant une table, en lui recommandant de n'effectuer aucun mouvement. Voici les résultats des deux analyses albuminoscopiques effectuées dans ces deux conditions :

Urine à 5 h. du matin. Hauteur du dépôt album. $0^m,026$
—   7 heures du matin.. . . . . $0^m,034$
Différence en plus du dernier dépôt.. . . . . . . $0^m,008$

Donc la simple tension musculaire détermine une certaine dépense de l'influx nerveux. Cette épreuve, du reste, n'est que la confirmation d'un fait qu'il était aisé de préjuger *à priori*, et qui trouve ainsi, en elle, une nouvelle sanction expérimentale.

Nous avons entrepris une série d'expériences pour rechercher si les proportions d'albumine urinaire étaient en rapport direct avec la somme de dépense d'innervation cérébro-spinale, pour savoir, en d'autres termes, si la plus grande déperdition albumineuse correspondait aux efforts musculaires les plus soutenus, les plus violents. Voici le résultat de quelques-unes de ces épreuves :

La femme Pioger était tisserande de profession. Pour faire de la toile, l'ouvrier se tient debout, le siége simplement appuyé contre une sorte de bancelle obliquement située. Ses deux pieds mettent alternativement en mouvement deux leviers, produisant l'écartement de la trame, au milieu de laquelle passe la navette, mise en mouvement à l'aide d'une mécanique qu'il fait agir de la main gauche. Dans un tel travail, on voit que tout l'appareil musculaire entre en action.

Exp. VI. La femme Pioger entre dans son métier à deux heures du soir, après avoir recueilli un échantillon d'urine. Elle fait de la toile jusqu'à cinq heures, moment où elle recueille un deuxième échantillon d'urine. Les résultats de cette double épreuve albuminoscopique ont été les suivantes :

Urine de 2 heures. Précipité album. . . . . $0^m,04$
— 5 heures. . . . . $0^m,054$
Différence en plus. . . . . $0^m,014$

On pourrait *à priori* se trouver surpris de la faible puissance albuminogénique de l'action musculaire en rapport avec un pareil travail. Mais il faut considérer qu'avant de l'entreprendre le sujet était déjà en pleine vie de relation, par la raison fort simple que l'épreuve a été effectuée au milieu de la journée. Si elle avait été entreprise au réveil, il y eût eu, bien manifestement, une différence beaucoup plus considérable entre la hauteur des deux précipités.

Exp. VII. Nous envoyons la femme Pioger couper du blé, pendant deux heures, à l'action du soleil, après avoir fait, à son réveil, un très-léger repas avec un peu de pain et de lait.

Urine de 5 heures du matin, avant de partir. Dépôt album.
$0^m,027$
Urine de 7 heures, après deux heures de travail $0^m,06$
Différence en plus du dernier dépôt. $0^m,033$

Cette opération de couper le blé est assez pénible, tant à cause de la chaleur que pour la position à genoux du travailleur, qui doit aussi déployer une certaine force pour l'effectuer. Or, on voit encore ici que la déperdition albumineuse n'est pas en rapport avec ce que l'on eût pu s'attendre à constater, si l'on se rappelle le résultat de l'expérience 1re, dans laquelle des efforts musculaires infiniment moins violents ont entraîné une élévation du précipité albumineux de $0^m,039$.

Nous avons fait, sur l'influence de la marche, quelques expériences intéressantes que nous allons rapporter ici. On va voir que nous sommes arrivé, à ce point de vue, à des résultats assez inattendus.

Exp. VIII. Le 11 novembre 1859, la femme Pioger dîne à midi; elle part ensuite, et va d'un pas paisible jusqu'à quatre kilomètres de son habitation. Elle fait, une fois arrivée, un repas où elle boit du vin blanc. En s'en revenant, elle entre chez une connaissance, où elle mange un peu de pain dans du lait. A son retour, elle recueille un second échantillon d'urine. Voici les résultats des deux épreuves :

Urine prise au moment du départ. Précipité album. $0^m,056$
    —   du retour.   — $0^m,047$
Différence en moins du second dépôt. $0^m,009$

Ainsi, l'influence de la promenade, combinée même avec celle de la digestion, produit un effet favorable sur l'albuminurrhée, puisque la somme de l'excrétion albumineuse se trouve sensiblement réduite.

Exp. IX. Le 13 novembre, nous faisons répéter à notre sujet la même expérience. Ce jour-là, toutefois, la femme Pioger ne prend dans le cours de sa promenade aucun aliment.

Urine au moment du départ. Albumine, $0^m,075$
    —   du retour.   — $0^m,056$
Différence en moins du dernier précipité $0^m,019$

Si l'on voulait tenter d'expliquer ce résultat inattendu, *à priori*, on pourrait, croyons-nous, l'attribuer à l'absence de tout effort, de toute secousse violente, dans ce mode d'action musculaire. Durant un tel acte, en outre, les fonctions de l'hématose s'accomplissent largement et avec la plus grande facilité. Au point de vue de la prophylaxie, il conviendrait donc d'apprécier, d'établir une distinction, entre la promenade proprement dite, dont les effets ne sauraient être que favorables, et le saut, les secousses musculaires, qui doivent manifestement exercer une influence albuminogénique plus puissante.

Dans toutes les expériences qui précèdent, nous n'avons tenu aucun compte de la densité des urines. C'est que nous n'avions point encore alors conçu et exécuté notre urinomètre. Depuis, toutefois, nous avons pu juger, par induction, que nous avons constamment opéré, chez cette femme, sur des échantillons d'urine d'une même densité. Pour ce qui a trait à la musculation, nous pouvons d'ailleurs, à ce point de vue, combler cette lacune.

La troisième phase de la maladie de la femme Pioger est caractérisée par l'absence de toute manifestation névrosique. Or, pendant toute sa durée, les divers agents albuminogéniques qui exercaient, sur l'albuminurrhée, une influence très-manifeste, demeurent sur elle sans aucun effet. En voici la preuve :

Exp. X. Le 3 juillet 1860. Urine de six heures du matin à neuf heures du soir, 271 grammes.

D. 2° (n° 2) soit 1008. Précipité album., 0^m,022. Perte d'album. correspondante, 0^m,79.

Urine de neuf heures du soir à six heures du matin, 217 gr.

D. 2° (1008) précipité album., 0^m,022. Perte d'albumine correspondante, 0,71. — Perte d'albumine dans les vingt-quatre heures, 1gr.,51.

Exp. XI. Le 5 juillet, notre sujet fait une course de six lieues. Elle part à neuf heures du matin et revient à neuf heures du soir, n'ayant pas procédé à la miction depuis le moment de son départ.

Urine au moment du départ : Alcaline D. 5° (2) soit 1010 album., 0^m,028.

Urine au moment de l'arrivée, neutre. D. 5° (1010) albumine, 0^m,030.

Dans une quatrième phase de sa maladie, les symptômes névrosiques ont reparu. Il y a notamment de l'héméralopie. Les agents albuminogéniques font de nouveau sentir leur influence, mais à un moindre degré que durant la deuxième période.

Exp. XII. Voici une expérience effectuée le 4 août 1861.

Urine de la nuit, 710gr. D. 5°(n° 2)—(1010) alcaline; albumine 0^m,024.

Urine du jour, 1260gr. D. 5° (n° 2)—(1010) alcaline; albumine, 0^m,028 (0^m,007).

Exp. XIII. La malade, ce même jour, reste à jeun jusqu'à sept heures du matin, et se livre durant deux heures à ses occupations domestiques ordinaires.

Urine de la nuit. D. 5° (1010) alcaline; dépôt album., 0^m,024.

Urine de sept heures du matin, D. 5° (1010) alcaline; dépôt album., 20^m,032.

Différence en plus du dernier dépôt. 0^m,011.

La perte d'albumine, durant cette journée, a été de 10 gr.

Nous avons répété chez plusieurs malades les expériences relatives à l'influence albuminogénique du mouvement musculaire. Les résultats ont toujours été les mêmes, lorsque nous avons opéré dans les conditions voulues. Il serait inutile de les reproduire toutes ici. Nous nous bornerons à rappeler les deux suivantes, qui ne laissent rien à désirer au point de vue de la précision et de l'exactitude.

Il s'agit d'un chrono-albuminurique (J. Châtelain), âgé de cinquante-quatre ans, qui a succombé quelques semaines après les expériences dont il s'agit. Ce malade accusait divers symptômes névrosiques (amaurose, céphalalgie frontale, vertiges, dyspnée sans matière, etc.). C'est sans doute à cette particularité qu'il convient de rapporter son impressionnabilité aux agents albuminogéniques, impressionnabilité beaucoup moindre cependant chez lui, à l'époque où nous l'avons observé, du moins, que dans la deuxième période de la maladie de la femme Pioger.

Exp. XIV. 13 octobre 1860. Urine à six heures du matin, au saut du lit. D. 6°. Alcaline, album., 0^m,016.
Urine à neuf heures du matin, à jeun; exercice musculaire. D. 6°. Acide, album., 0^m,03.
Différence en plus, 0^m,014.

Exp. XV. 20 octobre. Urine à six heures du matin. D. 6°. Alcaline, album., 0^m,023.
Urine à neuf heures du matin. D. 6°. Acide, album., 0^m,03.
Différence en plus, 0^m,007.

Voilà donc un fait désormais acquis à la science. L'accomplissement des fonctions de la vie de relation exerce une influence albuminipare manifeste. Cette influence, d'ailleurs, paraît avoir ses limites, auxquelles elle arrive rapidement, mais qu'elle est insuffisante par elle-même pour dépasser. C'est que l'excrétion albumineuse aussi a les siennes. Il semblerait que dans un temps donné l'économie ne pourrait fournir qu'une certaine proportion d'albumine excrémentitielle. Sous l'influence donc de l'action musculaire, le dépôt albumineux s'élève vite; mais il est une hauteur qui, une fois atteinte, ne saurait être dépassée dans les conditions actuelles que présente le sujet. Cette dernière réserve est très-importante; car nous avons vu que les albuminuriques sont très-diversement impressionnés par cet agent aux diverses périodes de leur maladie.

Tirons de suite une conclusion de ce qui précède, au point de vue prophylactique. Lorsque les malades sont impressionnables aux agents albuminipares (et c'est dans la forme névrosique de l'albuminurie que cette particularité semble surtout s'observer), on fera bien de leur recommander d'éviter les efforts musculaires de toutes sortes, tout en leur conseillant d'exercer leurs forces dans des conditions telles, que l'hématose et les fonctions plastiques s'accomplissent aussi heureusement que possible. C'est à ce titre, croyons-nous, que les promenades en voiture, les courses à âne, l'équitation sur un cheval bien dressé, pourraient être particulièrement conseillées.

§ 3. De l'influence des accidents dyspnéiques sur l'albuminogénèse.

Nous avons déjà fait mention plus haut de l'opinion de M. Robin, qui considère tout trouble prolongé de l'hématose comme étant susceptible de donner lieu à une excrétion d'albumine urinaire. Dans notre opinion, ce phénomène morbide est susceptible de se produire, avons-nous dit, toutes les fois que la modalité du système nerveux central se trouve profondément pervertie par quelque cause que ce soit. C'est de cette façon que s'explique notamment la production de l'albuminurrhée dans l'asphyxie par strangulation, dans le croup, dans les affections organiques cœur, où les troubles de l'hématose retentissent violemment sur les centres nerveux..

D'après ces données on pouvait soupçonner, *à priori*, l'influence albuminipare des accidents dypsnéiques dans l'albuminurie confirmée. Cette influence nous a semblé réelle dans deux conditions qui nous ont permis de faire quelques recherches sur cet objet. Voici d'ailleurs les résultats de nos expériences chez les deux seuls sujets qui se sont prêtés à ce genre d'investigation.

Madame Rose, dont nous avons donné ailleurs l'histoire (1), albuminurique, et monstrueusement infiltrée, fut prise le 7 septembre 1858, à cinq mois de grossesse, de violentes convulsions, qui nous décidèrent à recourir à l'accouchement prématuré artificiel. La délivrance mit bien fin aux accidents convulsifs, mais cette pauvre femme, trop tard assistée, ne put se trouver débarrassée de la grave affection dont elle était atteinte, et qui finit par l'entraîner au tombeau le 31 juillet 1859.

Durant le cours de cette longue et cruelle maladie, cette femme a été éprouvée par toute une succession d'accidents névrosiques, au premier rang desquels sont venus se placer les troubles dyspnéiques, qui nous ont paru parfaitement essentiels. Ils revenaient la nuit et n'étaient en rapport avec aucune affection organique. Le cœur était parfaitement sain ; les poumons n'ont jamais présenté que quelques traces d'œdème..

Nos expériences sur cet objet sont un peu incomplètes, faute d'avoir pu recueillir en même temps quelques données urino-

____

(1) *Gazette hebdomadaire*, numéro du 27 mai 1859.

métriques. Cette regrettable lacune, du reste, se présente également pour celles qui sont relatives au second sujet, dont il va bientôt être question. Nous ne pouvons que les reproduire telles quelles, nous promettant bien de les répéter avec plus de soin à la première occasion. Quoi qu'il en soit, voici les résultats obtenus avec les urines de ces deux malades, tels que nous les relevons sur notre livre de notes.

Madame Rose, 4 septembre 1858. Absence de toute dyspnée. Urine du matin, hauteur du dépôt albumineux 0^m,019.

Le 29 du même mois, gêne considérable de la respiration, sans aucune trace d'infiltration séreuse des poumons. Hauteur du précipité albumineux 0^m,05.

Le 5 janvier, les accidents orthopnéiques sont extrêmes. Dépôt albumineux 0^m,05.

Le 9 février, la respiration est devenue libre et facile. La hauteur du dépôt albumineux est descendue à 0^m,022.

Bientôt les accès dyspnéiques recommencent, et se renouvellent toutes les nuits, plus intenses que jamais.

Le 14 février, nous analysons l'urine de la nuit, qui nous fournit un dépôt albumineux mesurant une hauteur de 0^m,79.

Le 26 février, ces accidents se sont de nouveau dissipés, et la hauteur du précipité s'est abaissée à 0^m,027.

Le second sujet est une jeune fille de quatorze ans, atteinte d'albuminurrhée à forme hydrorganique prédominante, chez laquelle la terminaison funeste a été précipitée par le fait d'un œdème de la glotte. Nos expériences sont un peu mieux conçues : en voici les résultats.

5 septembre 1859, Mademoiselle Lhermier. Un peu d'œdème du poumon gauche ; oppression nulle. Précipité albumineux 0^m,047.

8 septembre, pouls 150 ; respiration 50. Précipité abumineux 0^m,09.

12 septembre, pouls 110 ; respiration 33. Précipité albumineux 0^m,012.

17 septembre, pouls 110 ; respiration 38. Précipité albumineux 0^m,039.

21 septembre, pouls 130 ; respiration 44. Précipité albumineux 0^m,107.

La mort survient le lendemain de cette dernière analyse.

Quelque incomplètes que soient ces expériences, elles n'en mettent pas moins hors de doute, croyons-nous, l'influence albuminipare des troubles dyspnéiques, et peuvent servir de consécration expérimentale à l'opinion de M. Robin. Elles ont besoin toutefois d'être répétées de nouveau avec tout le soin

possible; c'est ce que nous ne manquerons pas de faire nous-
même à la première occasion (1).

§ 4. De l'influence de l'alimentation au point de vue albuminogénique.

C'est William Prout qui, avons-nous dit, signala le premier, en 1831, l'influence albuminogénique de la digestion.
Lehmann, douze ans plus tard, confirma la justesse de cette
remarque. Ce ne fut enfin qu'en 1854 que M. Gubler institua
quelques expériences sur cet objet; remarques qui se trouvent
consignées dans une étude sur l'albuminurie publiée en 1857,
par la *Gazette médicale* de Paris, par les soins de l'un de ses
élèves, M. Luton.

Faute d'avoir varié suffisamment ses expériences, le savant
médecin de l'hôpital Beaujon n'a point su tirer tout le parti de
son sujet, et a commis un certain nombre d'erreurs d'appréciation qu'il eût assurément évitées s'il avait eu l'idée d'élargir
quelque peu son cadre d'expérimentation. Il n'a, en effet, considéré que la digestion en tant qu'agent albuminipare. Il est
resté dans un cercle vicieux dont il eût pu aisément sortir, s'il
s'était efforcé d'étudier les autres influences qui étaient susceptibles de modifier les proportions de l'albumine urinaire.

Indépendamment de cette cause puissante d'inexactitude, ses
expériences présentent une lacune bien faite pour expliquer
certaines autres erreurs d'appréciation ; nous voulons parler du
défaut d'examen du poids spécifique des urines. La question
de densité, nous l'avons péremptoirement démontré plus haut,
est le complément indispensable de toute analyse albuminométrique exacte. Il ne faut pas l'oublier, on ne saurait comparer
entre eux que des échantillons d'urines accusant le même poids
spécifique. Si leur densité était différente, et que l'on voulût
quand même arriver à des données approximatives, il n'y aurait
qu'un seul moyen à employer, ce serait d'étendre suffisamment d'eau distillée l'urine la plus chargée d'éléments chimiques, de manière à la ramener à une même densité. Sans
cette opération, l'expérience est frappée de nullité.

Or, si l'on tient compte de cette source féconde d'erreurs, si
l'on considère, en outre, que les agents albuminogéniques, dont
on n'avait aucune notion avant nos travaux, sont assez nombreux ; puisqu'il en est de physiologiques, de pathologiques, de
thérapeutiques, on n'a plus aucunement lieu de s'étonner des
erreurs d'appréciation qui ont pu, jusqu'ici, se commettre à ce
point de vue.

(1) Voir l'Appendice.

D'accord donc, sur le chef capital, avec les quelques expérimentateurs qui nous ont précédé ou accompagné sur ce terrain, nous nous trouvons en pleine divergence avec eux sur les questions de détail. De quel côté se trouve la vérité? Nous apportons, nous l'espérons, dans ce travail, tous les documents nécessaires pour que de nouvelles expériences, bien conçues, puissent aisément décider de ces faits litigieux.

Nous avons effectué des recherches sur plusieurs de nos malades au point de vue des effets albuminogéniques de la digestion. Toutefois, nous devons le dire, un seul sujet a pu nous fournir des notions satisfaisantes. C'est que, chez tous les autres, nous avons observé des variations d'urines urinométriques considérables. Or, toutes les fois que nous avons eu à noter des résultats décevants, nous avons constamment observé que les urines les plus chargées d'albumine, contre notre attente, étaient précisément celles qui accusaient la plus grande densité.

Lorsque ces mêmes urines ont, au contraire, offert la condition physique voulue, nous avons cessé d'observer, chez ces mêmes sujets, ces mêmes résultats contradictoires, qui, sur des centaines d'épreuves, ne se sont jamais produits chez la femme Pioger, dont les urines ont à peine présenté quelques variations urinométriques nyctémérales, durant tout le cours de sa maladie.

Parmi nos autres malades, il s'en est bien trouvé quelques-uns qui aient réalisé, à ce point de vue, la condition voulue. Malheureusement nous n'avons pu les utiliser pour nos expériences ; les uns, en effet, n'étaient point suffisamment impressionnés par les agents albuminogéniques ; d'autres fois, nous avons eu affaire à des individus trop bornés pour avoir pu compter sur un concours qui n'est précieux qu'à la condition d'être suffisamment intelligent. D'autres fois enfin, nous avons dû renoncer à tirer partie de sujets très-convenables, à cause de difficultés matérielles diverses insurmontables.

Malgré donc le nombre assez considérable de malades que nous avons eu occasion de traiter, il ne s'en est, en fin de compte, trouvé qu'un seul qui nous ait pu servir pour faire convenablement l'étude de la digestion au point de vue albuminipare. Mais, comme on a pu le voir, le nombre, du moins, a pu être suppléé par la qualité ; car il est rare, croyons-nous, de rencontrer d'aussi précieux sujets d'étude. Nous avons, nous ne saurions trop le répéter, effectué des centaines d'expériences, au seul point de vue actuel, avec les urines de la femme Pioger ; or, pas une seule d'entre elles n'a été contradictoire. Cette particularité tient, notamment, à ce que la densité de ce fluide est presque toujours restée invariable d'un jour à l'autre. Nous avons pu nous en assurer journellement à partir du moment où nous avons été à même de tirer parti de notre urinomètre, que nous avons précisément conçu et exécuté en vue de faire une étude plus exacte de la névrose albuminurrhéique.

Nous avons, notamment, constaté chez deux malades des effets inattendus relatifs à l'influence albuminipare de l'alimentation. Nous croyons bon de les rapporter ici, pour jeter un peu plus de jour sur la question.

M. Thessier, albuminurie chronique à forme hydrorganique pure.

Exp. XVI. 11 mai 1860, repas fait au lit avec des pommes de terre sans pain.

Urine à jeun :   D = 15° (n° 2) (1018) Dépôt album = 0^m,036
— 3 h. après : D = 6° (id.) (1010)   —   0^m,026
Différence en moins = 0^m,01

Chez cette malade, nous avons fait plusieurs autres expériences ; leurs résultats ont été peu accentués. Quand ils ont été autres que nous les attendions, cela a toujours tenu à la même question de densité.

Nous en dirons autant d'une série d'épreuves que nous avons entreprises avec les urines du jeune Leroy qui a succombé à une albuminurie de forme hydrorganique. Signalons seulement les résultats contradictoires d'une expérience.

Exp. XVII. Repas fait avec deux œufs mous :

Urine à jeun :   D = 7° (1012) Album. = 0^m,10
— 2 h. après D = 1° (1006)   —   0^m,065
Différence en moins = 0^m,035

Chez certains sujets, on voit la densité des urines varier d'un moment à l'autre, sans qu'on puisse aucunement se rendre raison de ces variations. En pareils cas, les expériences albuminométriques n'offrent aucune garantie d'exactitude, lorsqu'il s'agit d'en tirer des déductions théoriques et doctrinales, sérieuses, incontestables. En pareille matière, le choix du sujet est donc une question capitale. Heureux l'expérimentateur qui a le bonheur d'en rencontrer un sur sa route ! Ce précieux sujet, nous l'avons rencontré nous-même. Occupons-nous donc de lui exclusivement. Il va nous permettre, nous l'espérons, de mettre plus d'une autre vérité en lumière.

Pour apprécier sainement les effets albuminogéniques d'un agent quelconque, la première condition, avons-nous dit, à propos de l'étude des effets de l'action musculaire, c'est de faire en sorte qu'il agisse isolément et en dehors de toute influence étrangère.

Voici, par exemple, un sujet que nous supposons impressionnable aux diverses influences albuminipares. Il repose sur son lit, sans exécuter presque aucun mouvement ; il n'ingère que quelques liquides ; il n'est en proie à aucun trouble fonctionnel, à proprement parler ; il n'accuse aucune souffrance. Il est très-probable que, chez ce malade, les oscillations diurnes de l'albumine urinaire devront être peu considérables.

Admettons, au contraire, que ce même malade, après une journée calme et paisible, vienne à passer une nuit agitée, pleine de souffrances ; qu'il soit en proie, durant son cours, par exemple, à une dyspnée intense. Nul doute que l'urine du matin, contrairement à ce qui s'observe d'habitude, ne soit plus chargée d'albumine que celle de la veille.

On conçoit à merveille que, instituée dans de telles conditions, une expérience ne saurait présenter de suffisantes garanties d'exactitude. Pour qu'elle soit probante, il est donc indispensable que le sujet ne ressente aucun trouble fonctionnel, et que sa santé soit relativement parfaite.

Une autre condition qu'il importe non moins de réaliser, c'est que le modificateur que l'on étudie agisse isolément et dégagé de tout autre facteur étranger. Ainsi, pour ne parler que d'un agent que nous connaissons déjà ; il faut faire en sorte que l'action musculaire ne fasse en rien sentir sa puissante influence albuminipare. Le sujet devra donc rester au lit et y observer la plus complète immobilité durant tout le cours de l'expérience. Cette même expérience devra, pour plus d'exactitude, être effectuée le matin, au moment du réveil. C'est à ce moment, en effet, que l'excrétion albumineuse atteint son minimum ; tous les organes sont alors parfaitement reposés, et leur mise en jeu est, plus que jamais, susceptible d'impressionner le système nerveux, qui se trouve lui-même dans les meilleures conditions pour ressentir l'influence des divers modificateurs. C'est ce moment du jour que nous avons constamment choisi pour effectuer nos expériences avec les urines de la femme Pioger.

Si une raison majeure contraignait de choisir, pour les entreprendre, le milieu de la journée, il faudrait, au préalable, faire coucher le sujet au moins deux ou trois heures à l'avance, le décubitus horizontal ayant pour effet de réduire notablement les proportions de l'albumine urinaire, ainsi que nous l'avons précédemment démontré (Exp. II.) Mais, nous le répétons, une expérience ainsi effectuée ne présentera jamais les mêmes garanties d'exactitude que celle qui sera exécutée le matin, au moment du réveil.

Pour ce qui est des autres précautions à prendre, la relation des expériences qui vont suivre en fera mieux comprendre la nature aussi bien que l'importance.

Mettons d'abord hors de doute, et avec quelque précision, l'influence albuminogénique de la digestion.

Exp. XVIII. La femme Pioger prend un échantillon d'urine à son réveil ; on lui sert ensuite un repas composé de pain, de viande et de cidre. Elle s'étend sur son lit, et n'effectue, durant cinq heures que dure l'expérience, que les mouvements nécessaires pour procéder quatre fois à la miction. Voici les résultats de ces cinq épreuves.

Urine à 5 h. du matin, à jeun. Haut. du dépôt album.$=0^{m},023$
— 6 — après le repas — $0^{m},027$
— 7 — — — $0^{m},036$
— 9 — — — $0^{m},035$
— 10 — — — $0^{m},043$

L'influence albuminipare de la digestion est donc patente, la malade n'en ayant manifestement subi aucune autre durant le cours de l'expérience.

Cette influence, on le voit, ne tarde pas à se faire sentir, et ne se produit pas seulement durant la digestion gastrique. Elle se manifeste même d'une façon encore plus prononcée pendant le travail de la chylification, alors, en un mot, qu'une plus grande portion de la masse intestinale entre en action.

On peut établir, d'une façon générale, que la *somme d'excrétion albumineuse, en rapport avec la digestion, est subordonnée à la dépense d'influx nerveux que nécessite l'accomplissement de cette fonction.* Plus la dissolution gastrique sera facile, plus l'assimilation s'effectuera aisément ; moindre sera la déperdition d'albumine urinaire, et inversement. Cette vérité résume, à elle seule, toute l'étude de ce point circonscrit de l'albuminogénèse. Il ne nous reste plus qu'à étayer, par des exemples, la validité de cette assertion.

Exp. XIX. Les proportions d'albumine excrétée sont en rapport avec la surcharge gastrique, c'est-à-dire avec la quantité des aliments ingérés.

	Précipité avant le repas.	Précipité 2 h. après le repas.
Repas de viande abondant. . . .	$0^{m},025$..	. . $0^{m},042$
— peu copieux. . . .	$0^{m},025$..	. . $0^{m};029$

Il est aisé de comprendre qu'un repas copieux exige une bien plus grande dépense d'influx nerveux qu'un repas moins abondant.

C'est pour cette raison que la même substance alimentaire emprunte à son apprêt culinaire même des vertus albuminogéniques essentiellement différentes. Prenons pour exemple le plus alibile de tous les aliments : les œufs, que d'imposantes autorités ont frappé du plus injuste des ostracismes, faute, bien évidemment, d'avoir effectué leurs expériences avec tout le soin, toutes les précautions nécessaires.

MM. Tégard, Brown-Séquart, Hammond, leur ont reconnu une grande puisssance albuminipare, et les ont déclarés susceptibles de déterminer une albuminurie adventice. M. Bernard a vu cette dernière se produire à la suite de l'ingestion de six œufs crus. M. Gubler proscrit cet aliment et l'albumine, *sous toutes les formes*, de l'alimentation des albuminuriques. Or, nous certifions qu'une telle manière de voir est trop absolue, et que, vraie, pour certaines conditions, cette assertion est, pour certaines autres, aussi entachée d'erreur que possible. Tout dépend, en effet, de l'apprêt culinaire de l'aliment. Ingéré sous une forme telle que la dissolution gastrique en devient très-facile, aucun mets ne mérite davantage d'être prescrit aux albuminuriques. Devient-il, par un autre apprêt, réfractaire à la digestion, il mérite justement d'être proscrit de leur alimentation. Mais distinguons bien ; ce n'est plus alors en tant qu'albumine qu'il fait sentir son influence défavorable, mais bien en tant que substance alimentaire indigeste. Il agit alors de la même façon que les pommes de terre, les pois, le pain grossier, qu'on n'accusera pas, pensons-nous, d'emprunter à ce principe immédiat leur puissante influence albuminipare.

Mais nous frondons-là une idée si accréditée, qu'il est nécessaire de montrer expérimentalement la justesse de notre manière de voir.

Exp. XX. Nous faisons ingérer à la femme Pioger deux œufs à la mouillette avec un peu de pain, en lui faisant observer toutes les précautions ordinaires pour éviter toute autre influence albuminipare.

Urine à jeun, avant le repas. Dépôt albumineux $= 0^m,022$
—   2 h. après le repas.   — $0^m,026$
Différence en plus du second précipité $= 0^m,004$

Exp. XXI. Même expérience avec deux œufs cuits durs :

Urine   à jeun.   Précipité albumineux $= 0^m,022$
—   2 h. après le repas   — $0^m,042$
Différence en plus du deuxième dépôt $= 0^m,02$

Ne voit-on pas là la confirmation de l'assertion que nous

avons formulée plus haut, à savoir que la somme de l'excrétion albumineuse se trouve subordonnée à la dépense d'innervation nécessaire pour la perpétration des fonctions digestives ? On pouvait prévoir, à l'avance, les résultats de cette double épreuve. Les œufs mous ne sont-ils pas réputés d'une digestion, d'une assimilation tellement faciles, qn'on ne saurait prescrire une alimentation plus convenable aux convalescents? N'en est-il pas tout différemment pour ce qui a trait aux œufs cuits durs ? Il était donc bon que l'expérimentation en rappelât d'une proscription aussi injuste; car ce serait priver les malades d'un aliment qui leur convient au plus haut chef, et que, pour notre compte, nous ne manquons jamais de leur recommander en première ligne. Si, sous cette forme, les œufs peuvent leur devenir nuisibles , ce ne peut être qu'en tant qu'ils seront ingérés en trop grandes proportions; mais, à ce point de vue, la substance alimentaire la plus légère peut devenir indigeste, et inversement. L'expérience XIX peut donner la preuve de l'opinion que nous soutenons en ce moment. Qui donc n'a point vu d'indigestions survenir après l'ingestion trop abondante des aliments les plus délicats ? En la présente question, il ne faut pas oublier qu'il faut savoir tenir compte, non-seulement de la qualité des mets, mais encore de leur quantité.

L'opinion de nos savants contradicteurs n'a manifestement pris sa source que dans une expérimentation mal conçue. Qu'ils repètent leurs expériences dans les conditions nécessaires pour en assurer l'exactitude , et, nous en sommes convaincu, toute dissidence cessera de régner entre nous. Qu'ils se rappellent, notamment, les expériences de Tiedman et Gmelin, qui ont démontré que l'albumine, prise en trop grande quantité, est réfractaire à la dissolution gastrique, et n'est point digérée. Or, ces expérimentateurs, en ingérant jusqu'à six œufs crus, ne se sont-ils pas justement placés dans les conditions dont parlent les illustres physiologistes allemands? Les aliments n'agissent alors que par la surcharge gastrique qu'ils occasionnent, et qui exige une plus grande somme de dépense de l'innervation. Dans ces conditions, le système nerveux, péniblement impressionné, peut traduire sa souffrance, soit par une albuminurrhée créée de toutes pièces et purement adventice, soit par une notable augmentation des proportions de l'albumine, dans l'albuminurie confirmée.

Passons maintenant à une autre allégation que le défaut de toute distinction rend non moins entachée d'erreur.

Dans une série d'expériences effectuées par M. Gubler, en nourrissant des malades exclusivement avec des œufs, des viandes grillées et des légumes, cet expérimentateur a vu que les proportions d'albumine deviennent énormes dans le premier cas, moyennes dans le second, et aussi faibles que possible dans le troisième.

Il suffit de lire le travail de M. Luton pour voir que son maître ne s'est entouré d'aucune des précautions nécessaires pour ariver à un résultat exact. Il opérait sur les urines rendues à la suite du dîner, attribuant à la seule digestion une influence qui appartenait, tout au moins, aussi bien en propre à des modificateurs différents, à l'action musculaire, par exemple ; il ne tenait, non plus, aucun compte de la question de densité des urines. Ces expériences, donc, n'offrent à nos yeux aucune garantie d'exactitude, et demandent à être répétées. Nous ne doutons pas, alors, que leurs résultats ne deviennent en tous points confirmatifs de ceux que nous avons obtenus nous-même et qu'il nous reste à signaler.

Pour ce qui est de la première proposition du savant médecin de l'hôpital Beaujon, relative à l'influence pernicieuse des œufs, nous venons de justifier notre propre manière de voir ; nous n'avons donc plus à y revenir ici. Nous n'avons plus qu'à nous occuper de la dernière. Eh bien, l'expérimentation met hors de doute un fait qu'il était aisé de préjuger par pure induction, à savoir : *Que l'influence albuminogénique d'un aliment quelconque est*, ainsi que nous l'avons déjà avancé, *essentiellement subordonnée à son degré de digestibilité*. Il suit de là que la proposition de M. Gubler est très-vraie ou très-fausse, suivant l'espèce d'aliment emprunté au même règne. Elle pèche donc gravement, par ce seul fait qu'elle est trop générale. Le régime végétal offre des aliments d'une dissolution gastrique très-facile: ceux-là sont doués d'une très-faible vertu albuminipare. D'autres, au contraire, présentent les conditions le plus diamétralement opposées ; aussi présentent-ils une influence albuminipare très-prononcée.

Établissons encore par des expériences la justesse de cette importante remarque.

Exp. XXII. Le 29 octobre 1859, nous faisons faire à la femme Pioger un repas avec du pain et une farce à l'oseille. Nous faisons recueillir un échantillon de son urine à cinq heures du matin, avant de reprendre de la nourriture ; nous la faisons rester au lit jusqu'à neuf heures, lui faisant recueillir de nouveaux échantillons d'urine à sept heures, à huit heures et à neuf heures. Voici les résultats de ces quatre analyses.

Urine à jeun	à 5 h.	à 7 h.	à 8 h.	à 9 h.
Dépôts album.	0,022	0,025	0,024	0,026

On voit par cette expérience que certains aliments empruntés au règne végétal présentent les vertus albuminipares les plus minimes.

Par opposition, d'autres réalisent les conditions les plus diamétralement opposées. De ce nombre sont les pommes de terre par exemple, les pois, la salade. Choisissons un exemple au hasard.

Exp. XXIII. 3 octobre 1859, repas fait avec du pain et des pois secs.

Urine à jeun	à 5 h.	à 7 h.	à 8 h.	à 9 h.
Dépôts album.	0,025	0,045	0,06	0,06

Peut-on après une telle expérience, soutenir avec M. Gubler que l'alimentation végétale réduit à son minimun l'excrétion albumineuse? Nous le répétons, cet observateur a expérimenté dans de mauvaises conditions, sur des sujets impropres à servir à de telles recherches; il n'a point fait agir isolément le modificateur étudié; il n'a point, non plus, varié suffisamment ses expériences. De ces raisons multiples sont venues les erreurs de ses assertions.

Pour ce qui a trait au règne végétal, et pour assurer que toute substance herbacée, de digestion facile n'exerce qu'une influence peu marquée sur l'albuminogénèse; que tout aliment reputé indigeste, au contraire, et partant réfractaire à la dissolution gastrique, est doué d'une puissance albuminipare très-prononcée. A la première catégorie appartiennent les épinards, les farces à l'oseille, les choux bien cuits, les choux-fleurs, les asperges, les petits pois; dans la seconde viennent se ranger la salade, surtout ligneuse, les betteraves d'une maturité avancée, les pois secs, les pommes de terre, etc. Faisons donc bien nos distinctions, et nous finirons toujours par nous entendre.

Dans un mémoire que M. le docteur Mariano-Semmola a présenté à l'Académie de médecine, dans sa séance du 24 août 1861, et dont nous avons le regret de n'avoir pû connaître que les conclusions, on trouve formulée, sous le n° 3, une conclusion dont les expériences qui précèdent suffisent pour démontrer l'inexactitude. Voici cette proposition : « L'albumine presque double, sous l'influence d'une alimentation exclusivement azotée, *se réduit à un minimum très-remarquable dans l'alimentation féculente.* » Qu'il en soit ainsi lorsqu'on nourrit des malades de bouillies très-légères, nous l'acceptons volontiers, à la condition, toutefois, qu'un tel repas ne soit pas trop copieux, et que le degré de cuisson de l'aliment soit bien convenable ; mais ce n'est là qu'une espèce de l'alimentation féculente, et ici, comme toujours, il est essentiel d'établir des distinctions, sous peine de commettre des erreurs d'appréciation.

Nous en avons dit assez pour démontrer les inconvénients de ces formules générales au point de vue de la diététique. C'est que, en effet, le même règne peut fournir des éléments d'une digestion très-facile, comme les épinards, par exemple, et d'autres très-réfractaires à la dissolution gastrique, tels que les pommes de terre. La chair coriace d'un vieux bœuf sera-t-elle aussi digestible que celle d'un jeune poulet? L'une et l'autre pourtant appartiennent à la catégorie des aliments azotés.

Cette particularité relative à la digestibilité des aliments d'un même règne, d'une même espèce, est parfaitement connue des hygiénistes. Une telle distinction, du reste, est tellement indispensable dans l'espèce, que nous croyons devoir encore la faire mieux ressortir en faisant une petite excursion dans le domaine de l'hygiène. Cette digression, d'ailleurs, ne sera pas stérile, car, si l'on accepte comme démontrée la loi formulée plus haut, relativement au degré de digestibilité des substances alimentaires, degré qui correspond, avons-nous dit, avec leur puissance albuminogénique, le praticien pourra sûrement choisir *à priori* celles d'entre-elles qu'il convient le plus de recommander aux sujets albuminuriques, impressionnés par les divers agents albuminipares.

On voit ici que nous faisons encore des réserves; en effet, à une certaine période de la maladie, lorsque l'albumine urinaire ne subit plus que des variations diurnes insignifiantes ou nulles, le choix le d'alimentation devient une question parfaitement oiseuse.

Adoptons pour base les divisions établies pour la classification des aliments, par M. Bossu, dans son anthropologie (1), ouvrage qui se recommande entre tous par l'immense quantité de documents qu'on est surpris d'y rencontrer dans un cadre aussi restreint. On va voir, par ce simple aperçu, combien il importe d'établir encore des catégories dans chacune des divisions, au point de vue de la diététique des albuminuriques, et combien conduit fatalement à de faux résultats d'appréciation la simple distinction des aliments en azotés et non azotés.

Les aliments fibrineux appartiennent au régime dit azoté. Parmi les substances alimentaires qui en font partie, les unes, tout en étant fort alibiles, sont d'une digestion plus ou moins facile, comme le bouillon, le consommé, la chair de certains jeunes animaux (pigeons, poulets, perdrix, râles de genêt, lapereaux, etc.) Les autres sont beaucoup plus réfractaires à la

(1) T. I, p. 491.

dissolution gastrique (cochon, charcuterie, canard vieux, oie, viandes noires en général). En faisant l'application de la loi que nous avons formulée précédemment, il est manifeste que l'on devra autant que possible éviter de recommander aux sujets impressionnables les aliments de la deuxième catégorie, car il est hors de doute qu'ils donneront lieu à une excrétion albumineuse plus considérable que ceux de la première. C'est sans doute parce que nos honorables contradicteurs ont expérimenté avec ces aliments peu digestibles, qn'ils ont proscrit aux albuminuriques l'usage du régime azoté, comme base de leur diététique.

Aux aliments albumineux de facile digestion appartiennent les œufs mous, les huîtres, les moules crues, la cervelle des animaux, les ris de veau, etc. Parmi ceux de plus difficile digestion, notons les œufs cuits durs, les huîtres, les moules cuites, le foie, le sang des animaux apprêté, désigné sous le nom de *boudin*.

Les aliments gélatineux sont généralement d'une dissolution gastrique facile. Il faut toutefois, en excepter le gras double et les tripes, dont s'accommodent mal certains estomacs.

Aux aliments fibro-gélatino-albumineux se rapportent les poissons. Parmi ceux-ci, les uns sont très-facilement digérés, tels que le merlan, la perche, l'éperlan, la raie faisandée; les autres exigent un plus grand travail de l'appareil digestif, ainsi que les écrevisses, le brochet, le saumon, l'anguille et surtout le homard.

Aux aliments caséeux de difficile digestion appartiennent le fromage passé, le lait battu. On verra bientôt expérimentalement qu'il est loin d'en être ainsi du lait, l'une des substances alimentaires douée de l'influence albuminogénique la moins considérable. Il y aurait encore là quelques distinctions à faire, relativement à la provenance du lait. On sait, en effet, qu'entre tous, celui d'ânesse est le plus léger, parce qu'il contient plus d'eau et de sucre de lait, en même temps moins de caséum que celui de femme, de vache, et surtout de chèvre.

Nous avons peu de chose à ajouter à ce que nous avons dit plus haut, à propos des aliments féculents. Quelques-uns d'entre-eux, comme les bouillies, les purées bien cuites, peu épaisses et ingérées en proportions convenables, sont alibiles et de facile digestion. Nous avons vu, au contraire que les pommes de terre, les pois ingérés sans apprêt et en quantité assez considérable, sont au plus haut chef réfractaires à la digestion.

Les mêmes remarques sont applicables aux aliments mucilagineux. Les uns sont d'une très-facile digestion (asperges, épinards, pois verts, choux-fleurs, oseille, artichaut cuit). Les autres sont beaucoup plus lourds (betterave, chicorée, céleri, etc.)

Les aliments oléo-féculents sont en général de digestion assez difficile, par la raison qu'ils contiennent, d'une part, de l'huile, de l'autre, beaucoup de fécule (noix, noisettes, amandes) ; c'est à cette catégorie qu' appartient le chocolat, préparation trop souvent falsifiée à l'aide de farine de blé, de riz, d'amidon ou de lentille. Beaucoup d' estomacs s'accommodent mal de cet aliment, qu'on a généralement le tort de rendre plus indigeste en lui donnant une trop grande consistance.

Cette rapide exquisse suffit pour faire voir la nécessité des distinctions et des détails dans la diététique des albuminuriques. Après cette exposé qui doit mettre fin à tout malentendu, la concorde la plus parfaite ne tardera pas, espérons-le, à régner dans les camps dissidents.

Nous n'avons point spécialement étudié, au point de vue albuminogénique, chacun des aliments que nous venons de passer en revue. Une telle minutie eût été parfaitement inutile. Nous avons suffisamment varié nos expériences pour en déduire cette loi que nous avons formulée, à savoir, que la puissance albuminogénique d'une substance alimentaire était subordonnée à son degré de digestibilité. Comme nous n'avons constaté aucun fait qui fît exception à la règle, nous avons trouvé parfaitement oiseux de nous perdre dans une mince question de détails.

Nos expériences ont porté sur dix-sept des substances alimentaires les plus vulgaires; nous ne nous sommes pas contenté de les effectuer une seule fo's, nous les avons répétées trois ou quatre fois chacune; nous avons ensuite pris la moyenne. Ce sont les moyennes qui nous ont permis de dresser une échelle de graduation, où les aliments sont classés en raison de leur puissance albuminogénique.

Nous avons pris les plus grandes précautions pour éviter toute chance d'erreur. Indépendamment de celles sur le compte desquelles nous avons déjà insisté, nous avons eu soin aussi de nous prémunir contre plusieurs autres sources d'inexactitude.

Nous avons choisi le moment où notre malade accusait les meilleures aptitudes digestives. Nous avons eu soin que la proportion des repas fût, autant que possible, égale. Lorsque le genre de l'expérience l'a permis, nous avons fait peser le pain et mesurer l'aliment liquide ingéré. Pour éviter toute erreur albuminométrique, nous ne nous sommes pas contenté d'analyser un seul échantillon de l'urine de la digestion; nous en avons recueilli trois, dont nous avons déduit la moyenne. Nous pouvons donc produire les résultats de ces épreuves comme étant pleins de conscience et d'exactitude.

Tableau de quelques-uns des aliments les plus vulgaires, classés suivant le degré d'influence qu'ils exercent sur l'albuminogénèse.

ALIMENTS ESSAYÉS.	Hauteur du précipité albumineux au début de l'expérience.	Hauteur du dépôt fourni par les urines des 4 heures consécutives.	Résultats différentiels
	m.	m.	m.
1° Œufs mous n° 2 et pain *ad. fam.*	0.023	0.027	0.004
2° Farce à l'oseille id.	0.022	0.027	0.005
3° Epinards.	0.034	0.039	0.005
4° Lait doux 1/2 bout. et pain 250 gr.	0.023	0.029	0.006
5° Vin blanc id. id.	0.027	0.033	0.006
6° Choux à la sauce blanche et pain *ad. fam.*	0.025	0.032	0.007
7° Cidre 1/2 bout. et pain 250 gr.	0.021	0.029	0.008
8° Vin rouge 1/2 bout. et pain 250 gr.	0.022	0.031	0.009
9° Raisin et pain *ad. fam.*	0.022	0.033	0.011
10° Bœuf bouilli et pain *ad. fam.*	0.024	0.039	0.015
11° Fromage passé id.	0.025	0.040	0.015
12° Œufs durs n° 2 et pain *ad. fam.*	0.021	0.037	0.016
13° Betteraves id.	0.027	0.056	0.029
14° Pois secs id.	0.025	0.055	0.030
15° Pommes de terre, sans pain *ad fam.*	0.020	0.050	0.030
16° Salade et pain id.	0.020	0.051	0.031
17° Pain très-grossier 190 gr. dans 1/2 bouteille de cidre.	0.023	0.067	0.044

Il suffit de jeter un coup d'œil sur ce tableau pour s'assur de la justesse de la loi par nous formulée, à savoir, que la puissance albuminogénique d'un aliment quelconque correspond précisément à son degré de digestibilité.

On saisira mieux l'importance que l'on doit attacher à l'apprêt culinaire d'un aliment, si l'on remarque que les œufs mous figurent au premier degré de l'échelle de graduation, tandis que les œufs durs n'occupent que le douzième rang.

Pour ce qui est du régime végétal, voyez la différence qui se fait remarquer entre les effets albuminogéniques de l'oseille, des épinards, d'une part, et ceux des betteraves, des pois secs, des pommes de terre, de l'autre.

Ces expériences viennent aussi donner une sanction expérimentale au traitement de l'albuminurie par la diète lactée, conseillée par MM. Serres (d'Alais), Christian (de Montpellier), Rayer, etc.

Il résulte de nos expériences que le vin blanc, contrairement à l'idée qu'on aurait pu s'en faire *à priori*, n'exerce sur l'albuminogénèse qu'une très-faible influence. On pourra en tirer un très-utile parti dans la forme hydrorganique de la maladie, alors qu'il importe de provoquer une abondante diurèse. Nos recherches, en effet, ont fait voir que, contrairement à une vue toute spéculative de M. Becquerel, les diurétiques, loin de produire une influence fâcheuse sur l'excrétion de l'albumine urinaire, auraient plutôt pour effet de produire une réelle diminution dans l'excrétion de ce produit.

On voit également que, en dehors de tout phénomène réactionnel, on peut tirer un excellent parti de l'usage du vin rouge, tonique précieux qui se trouve très-rationnellement indiqué, si l'on tient compte de la nature névrosique de la maladie. Après cette donnée, on n'a plus lieu de s'étonner des bons effets qu'en a retirés M. Nonat, qui en a fait chez plusieurs malades la base de son traitement.

Il ressort de nos expériences que, autant le lait doux convient aux albuminuriques, autant ils doivent éviter l'usage du fromage fermenté (caséum du lait). Chacun sait, du reste, qu'un tel aliment est très-lourd et ne convient, exclusivement surtout, comme en sont réduits à le faire, par position de fortune, les habitants de certaines localités, ne convient, disons-nous, qu'aux estomacs doués des aptitudes digestives les plus heureuses.

Nous ne saurions trop recommander aux malades de n'user des pommes de terre qu'avec la plus grande discrétion. A plusieurs reprises nous avons essayé de soumettre, plusieurs jours de suite, la femme Pioger à ce régime exclusif. Nous avons bientôt été obligé d'y renoncer, tant elle s'en est mal trouvée.

A chaque tentative elle a eu des indigestions, et il lui a toujours fallu plusieurs jours pour se remettre. Sous l'influence d'un tel repas, nous avons vu un jour le dépôt albumineux s'élever de $0^m,034$.

Nous en dirons autant de la salade, qui est d'autant plus indigeste que la plante est de nature plus fibreuse, et que sa période de maturité en général est plus avancée.

Pour ce qui est du pain très-grossier, on voit encore une fois combien l'expérimentation se trouve en parfait accord avec la pratique. Cet aliment, constitué avec les rebuts des céréales le plus dépourvues de gluten, lève et cuit on ne peut plus mal.

La nature même des détestables éléments qui le composent, son défaut plus ou moins absolu de cuisson, doivent nécessairement le rendre, au plus haut point, réfractaire à la dissolution gastrique. Il faut certes avoir des aptitudes digestives aussi heureuses que nos vigoureux campagnards pour s'accommoder d'un aliment qui semblerait souvent beaucoup mieux convenir à des animaux qu'à des chrétiens. Toutes les fois que nous avons soumis la femme Pioger à ce genre d'alimentation, il en est résulté des indigestions.

On conçoit très-bien, d'après ceci, l'influence albuminipare du pain grossier ainsi que celle des pâtisseries grasses en général, faits du reste déjà signalés par Grégory.

Il était intéressant de rechercher l'influence qu'est susceptible d'exercer sur l'albuminogénèse un aliment exclusivement employé. Malheureusement, une telle question comporte nécessairement l'intervention d'éléments complexes ; car, pour être probante et profitable au point de vue pratique, l'expérience doit être effectuée dans les conditions normales de la vie. Expliquons-nous.

Pour déterminer l'influence qu'exerce sur l'albuminogénèse une substance alimentaire quelconque, il est indispensable, nous l'avons déjà fait observer bien des fois, qu'elle fasse isolément sentir son influence sur le système nerveux central. Si tout autre agent albuminogénique vient à y surajouter ses effets propres, il n'y a plus dès lors aucune unité d'action, et le but auquel on aspire est entièrement manqué.

Si donc l'on veut apprécier exactement l'influence albuminogénique d'un aliment, la première condition c'est de soustraire le sujet à l'action de tout autre agent. Or, que l'on donne à l'expérience une durée de trois ou quatre heures, ou de trois ou quatre jours, les résultats sauraient-ils être différents ? Evidemment non.

Seulement, pour qu'ils soient exacts dans ces dernières conditions, il serait indispensable que le sujet observât, durant les quelques jours que dure l'expérience, les mêmes précautions auxquelles il se soumet pendant celle qui ne se prolonge pas au delà de quelques heures. L'individu soumis à une telle épreuve accomplit-il, pendant sa durée, librement les fonctions de la vie de relation, quelles conclusions légitimes tirer d'une expérimentation aussi mal conçue ? Combien de facteurs étrangers n'apportent point, en effet, leur élément dans la question ? Que l'on se souvienne seulement de l'influence albuminogénique de l'action musculaire, dont la puissance est telle qu'elle prime de beaucoup, d'ordinaire, celle qui est le propre de l'alimentation.

Une chose digne de remarque, d'ailleurs, c'est qu'il ne semble point y avoir accumulation d'action des divers agents albuminogéniques. Ainsi, les proportions de l'albumine urinaire ne sont point en rapport direct avec le nombre de ces derniers qui entrent en jeu. Il paraît, en effet, que l'influx nerveux dévié ne peut donner lieu, dans un certain laps de temps, qu'à une proportion donnée d'albumine, devenue produit excrémentitiel. C'est ainsi que chez la femme Pioger nous avons fait des centaines d'analyses albuminoscopiques. Eh bien ! sous l'influence combinée de l'alimentation et de l'action musculaire nous n'avons jamais vu la hauteur du dépôt albumineux dépasser celle à laquelle aurait donné lieu ce dernier facteur, agissant isolément.

Pourquoi donc s'engager dans une véritable impasse, quand la question se trouve jugée par les résultats des expériences qui précèdent. Si l'on ne tient compte que de l'influence des aliments, il est manifeste qu'une substance qui pendant trois ou quatre heures donne lieu à la plus forte déperdition d'albumine, agira dans le même sens pendant tout le temps qu'elle sera exclusivement ingérée.

Nous devons maintenant nous demander si, au point de vue curatif, l'influence de l'alimentation est bien réelle ? Il n'y aurait pas l'ombre d'un doute, si l'on pouvait soustraire les sujets à toute autre intervention d'un autre ordre. Il doit être de principe, en effet, d'imposer au système nerveux la moindre somme de dépense ; donc, pour réduire à son minimum l'action de l'innervation, on devrait nécessairement recourir à l'alimentation qui impose à cette dernière le moindre travail.

Malheureusement la solution du problème est loin d'être aussi simple. On se souvient des influences multiples qui agissent toutes les fois que les malades accomplissent librement les fonctions de la vie de relation. Par le fait de ces drnières surtout, le chiffre de la déperdition albumineuse s'élève à un certain point que ne lui fait guère dépasser l'influence combinée de l'alimentation. Toutes les fois que l'on pourra soustraire un malade à cette puissante influence, la question de l'alimentation deviendra capitale, et on tirera le plus grand parti de la connaissance des faits sur le compte desquels nous avons attiré l'attention. En dehors de ces cas, son importance sera toujours plus ou moins secondaire. C'est là, d'ailleurs, un point de la thérapeutique qui n'a point encore été jusqu'ici étudié avec toute la précision nécessaire, faute des notions indispensables pour porter un jugement bien motivé. Nous venons de fournir, nous l'espérons, les données qui faisaient défaut. Quelques expériences ultérieures suffiront sans doute pour trancher bientôt la question en dernier ressort.

En attendant, nous croyons convenable de soumettre de préférence nos chrono-albuminuriques au régime tonique ; car,
ayant en vue de combattre une névrose, nous estimons convenable de l'attaquer par un ensemble de moyens aptes à fortifier
l'organisme et à ramener le système nerveux à sa normalité.
Ce que l'on perd d'un côté par un léger excédant d'albumine, on
le regagne largement de l'autre en donnant du ton aux organes.

Dans l'état aigu, et au moment où la maladie a de la tendance à passer à l'état chronique, il n'en est plus de même, et
c'est alors qu'il convient de tenir compte des données fournies
par nos expériences. Nous ne pouvons, du reste, que faire
appel sur ce point à l'expérimentation, les données que nous
possédons aujourd'hui sur lui étant complétement insuffisantes
pour trancher avec notoriété une semblable question.

Pour ce qui est des chrono-albuminuriques devenus réfractaires aux diverses influences albuminogéniques, la question de
l'alimentation devient parfaitement oiseuse. Il n'y a qu'un
point qu'il convient de ne point perdre de vue : c'est la nature
névrosique de l'affection, qui comporte naturellement de préférence l'alimentation la plus alibile.

§ 5. De la médication purgative au point de vue albuminogénique.

Tout agent susceptible d'impressionner le système nerveux
cérébro-spinal étant, dans notre manière de voir, de nature à
exercer une influence plus ou moins marquée sur les propor-
portions de l'albumine urinaire excrétée, il était permis de
soupçonner que les purgatifs, par suite des contractions des
fibres musculaires de l'estomac et des intestins qu'ils déterminent, devaient être doués de vertus albuminipares plus ou
moins prononcées. Cette vue de la théorie a été parfaitement
justifiée par l'expérimentation.

Nous avons fait un certain nombre d'expériences à ce point
de vue.

Les résultats ont toujours été tels que nous les avions prévus
à l'avance. Voici, d'ailleurs, quelques-unes de ces épreuves.

Exp. XXIV. Femme Pioger. — 14 juillet 1859. — Sulfate
de soude 50 gram. A prendre en une seule fois à 5 heures du
matin. Rester couchée jusqu'à 11 heures, en ne se livrant
qu'aux mouvements nécessaires pour l'acte de la défécation.

Haut. des précipités.

Urine de 5 h. du mat., avant de prendre médecine. $0^m,037$
   —   7   —   après 5 selles . . . . $0^m,075$

Haut. des précipités.

Urine de 9 h. du mat., après 2 autres selles. . . . . $0^m,055$
— 11 — a déjeuné à 9 h.; point de selles depuis. $0^m,052$

Cette expérience fait voir que le moment où l'influence albuminipare des purgatifs est le plus marqué correspond au moment où leur action est le plus prononcée.

Exp. XXV. Soupçonnant *à priori* que la puissance albuminogénique de ces agents devait être proportionnée à l'intensité de leur action, nous avons voulu expérimenter l'huile de ricin, le plus doux des minoratifs. Nous avons, en conséquence, prescrit 30 gram. de cette substance, à prendre en une seule fois.

Précipités album.

Urine à 5 h. du matin, avant la médecine. . . . $0^m,024$
— 7 — après 2 selles. . . . . $0^m,028$
— 8 — après 1 autre selle. . . . $0^m,028$
— 9 — après 2 autres selles . . . $0^m,028$

L'huile de ricin, on le sait, ne donne lieu qu'à de faibles contractions intestinales; c'est le plus doux des laxatifs. Ses effets albuminipares, avec la théorie que nous professons, devaient être peu marqués.

Exp. XXVI. Le 30 août 1859, nous avons prescrit, à la même malade, la même substance (30 gr.) associée à 10 gouttes d'huile d'épurge. Ce purgatif a été pris à 4 heures du soir. La malade reste au lit pendant toute l'expérience, jusqu'à 8 heures du soir. Voici les résultats des 4 analyses effectuées durant le cours de cette épreuve:

Hauteur des dépôts.

4 heures du soir, avant de prendre médecine. . . $0^m,033$
5 — 1[2 après 4 selles. . . . . $0^m,044$
7 — après 3 selles. . . . . $0^m,033$
8 — une dernière selle. . . . . $0^m,027$

Les effets cathartiques sont plus prononcés dans cette expérience que dans les précédentes. Les proportions de l'albumine urinaire excrétée sont aussi plus considérables.

Cette épreuve met, de plus, en lumière un fait que nous avons déjà signalé, à savoir le retrait du précipité albumineux consécutivement à son élévation temporaire; il semblerait que le chiffre de l'excrétion albumineuse ne saurait dépasser certaines limites, en un laps de temps donné, de telle sorte que, si dans un moment la déperdition de ce produit immédiat devient plus considérable, elle ne tarde pas à subir un retrait proportionnel. Nous verrons bientôt le même phénomène se produire, lorsqu'il sera question de la médication vomitive.

Il suit de là qu'il faut savoir distinguer, dans l'action d'un agent quelconque, ses effets immédiats de ses effets consécutifs.

Ainsi, pour ne parler actuellement que de la médication purgative, son action primitive, c'est de donner lieu à une élévation du précipité albumineux. Son influence secondaire paraîtrait être tout opposée, au moins dans certains cas. En voici un exemple :

Exp. XXVII. Le 1er juillet 1860, la femme Pioger perd 2 gr. 20 d'albumine dans les 24 heures.

Le 2 juillet, elle rend 50 gr. de sulfate de soude, qui produisent quatorze selles.

Dans le cours du jour, de 5 heures du matin à 9 heures du soir, elle excrète 227 gr. d'urine, d'une densité de 1° (T²) (1006) (La veille, cette proportion avait été de 208 gr. dans le même laps de temps.) La perte d'albumine correspondante est de 1 gr. 07.

Dans le courant de la nuit, c'est-à-dire de 9 heures du soir à 5 heures du matin, la quantité d'urine est de 200 grammes. D = 1° (1006). La perte d'albumine correspondante est de 0,90. En somme, la perte de ce principe immédiat est de 1 gr. 97 pour les 24 heures. Malgré donc un des effets purgatifs assez énergique, le jour même de la purgation la malade excrète 0,23 de moins d'albumine que la veille.

Souvent cette diminution n'est que temporaire ; mais en voilà assez pour faire comprendre comment parfois la médication purgative est susceptible de produire des effets salutaires dans le traitement de certaines formes de la névrose albuminurrhéique.

Dans ces conditions, cette médication nous paraît porter son action sur le système nerveux central et agir, non point en tant que purgative, mais en tant que méthode perturbatrice, dans le même sens, en un mot, que la médication vomitive. Saurait-on, d'ailleurs, mettre uniquement sur le compte de quelques selles les effets salutaires qui suivent son emploi ? Il est beaucoup plus naturel d'admettre que ces agents apportent une modification favorable dans la modalité du système nerveux, modification grâce à laquelle l'équilibre finit, dans ces cas heureux, par se rétablir dans l'organisme.

Maintenant restait à savoir si cette élévation primitive du précipité albumineux était la conséquence unique d'une concentration immédiate de l'excrétion urinaire. La perte excédante d'albumine n'eût alors été qu'apparente, et eût simplement tenu à la moindre dilution de ce principe. L'expérience suivante tranche péremptoirement une telle question.

Exp. XXVIII. Le 26 décembre 1859, la femme Pioger prend 0,070 de gomme gutte.

		Dépôts album.	Densités.
6 h. du mat.	avant la médecine.	0ᵐ,029	
7 —	après 4 selles. . . .	0ᵐ,046	4° (N° 2) soit 1010.
9 —	après 2 autres selles.	0ᵐ,048	
10 —	point d'autres selles.	0ᵐ,035	

Les densités des quatre échantillons sont les mêmes; les résultats sont donc parfaitement comparables entre eux. Cette expérience donne lieu, du reste, on le voit, à des résultats qui sont parfaitement propres à mettre en lumière diverses propositions précédemment émises.

La médication purgative, aussi bien d'ailleurs que beaucoup d'autres agents d'un autre ordre, a parfois pour résultat de donner lieu à une concentration notable du fluide urinaire. Les effets albuminogéniques paraissent alors beaucoup plus prononcés. Pour les apprécier sainement, il convient donc de tenir compte avec grand soin, comme toujours, de la question de densité des urines. Voici, par exemple, une expérience qui traduit une influence albuminipare que l'on pourrait, au premier abord, considérer comme considérable, si l'on n'avait point égard à cette particularité.

Exp. XXIX. L'enfant Leroy prend, le 11 février 1862, 40 gr. de sulfate de soude, qui produisent six selles.

	Précipités album.	Densités.
Urine avant la médecine. . .	0ᵐ,063	12° (1016)
— 4 h. après (6 selles). .	0ᵐ,113 (+0ᵐ,05)	22° (1024)

Les densités de ces deux échantillons d'urine sont si différentes, qu'on ne saurait tirer aucune déduction exacte d'une expérience effectuée dans de telles conditions. Ici, les effets réels se trouvent notablement exagérés. Que la densité la plus élevée correspondît au premier échantillon d'urine, ce qui eût parfaitement pu arriver, et l'on eût eu un résultat d'apparence contradictoire. Ceci prouve, une fois de plus, que tous les sujets sont loin de convenir pour entreprendre de pareilles expériences.

Nous avons avancé, au commencement de ce chapitre, que c'était par suite de l'action réflexe sur le système nerveux cérébro-spinal que nous trouvons l'explication de l'influence albuminipare de la médication purgative. C'est aussi notre manière de voir pour ce qui a trait aux grands actes de la digestion. Maintenant, est-ce à dire que nous prétendions dénier toute part d'action au système ganglionnaire, qui intervient aussi si activement dans ces circonstances? Nous n'avons pas cette prétention. Il y a une telle solidarité entre ces deux ordres d'organes de l'innervation, que la souffrance de l'un a une tendance marquée à retentir sur l'autre, et il est, tout au moins, fort probable que l'action exagérée du système ganglionnaire, qui se traduit par une hypercrinie notable, doit exercer secondairement une influence peu douteuse sur les proportions d'albumine excrétées. Pour ce qui est de faire la part exacte à ce genre d'influence, cela est peu aisé dans l'état actuel de la science, car il est à peu près impossible, croyons-nous, de faire entrer isolément le système en action. Des faits incontestables traduisent la souffrance du système nerveux ganglionnaire dans la névrose albuminurrhéique; on est assez naturellement porté à admettre que les phénomènes d'innervation ganglionnaire sont susceptibles d'exercer une certaine influence sur le phénomène albuminurrhée; voilà, pensons-nous, tout ce qu'il est aujourd'hui possible d'avancer sur cette question.

§ 6. De la médication vomitive au point de vue albuminogénique.

Voici de quelle façon nous avons été amené tout naturellement à faire usage de la médication vomitive dans le traitement de la névrose albuminurrhéique.

Nous venions de traiter avec succès, par cette méthode, un malade affecté d'aphonie alcoolique (1), lorsque la femme Pioger fut prise de symptômes amaurotiques très-marqués. L'analogie nous porta à instituer chez elle le même traitement qui, du reste, en raison de notre manière de voir concernant la véritable nature de l'albuminurie, nous semblait parfaitement aller à l'adresse de l'affection primaire. Deux potions vomitives suffirent pour faire justice des troubles visuels, qui n'étaient, manifestement, que d'une essence purement dynamique (2).

Cette méthode d'ailleurs, pour le dire en passant, se trouve aussi rationnellement indiquée, dans l'espèce, par des faits probants tirés de l'ordre pathologique. Les troubles amaurotiques se sont, à plusieurs reprises, reproduits chez la femme Pioger à un moindre degré d'intensité. Elle était sujette à des vomissements sympathiques soit de l'affection primaire, soit du cancer du rectum, qui a entraîné la mort; ceci, du reste, importe peu

(1) *Gazette des Hôpitaux*, 1860, no 56.
(2) *Union médicale*, t. VII, 1860, no 105.

à la question. Or, toutes les fois que ces vomissements se sont reproduits, ils ont eu pour effet de faire aussitôt disparaître les troubles visuels. D'après tout ceci, on peut considérer comme éminemment rationnel le traitement de l'amaurose albuminurique sans matière par la médication vomitive. Cette médication, d'ailleurs, nous a parfaitement réussi dans un autre cas d'amaurose albuminurique (François Thiébault). Mais revenons à notre sujet.

La médication vomitive n'eut pas seulement pour effet de faire justice, chez la femme Pioger, des troubles visuels. Dans les deux expériences que nous effectuâmes sur elle, nous eûmes à noter une notable diminution de la hauteur du dépôt albumineux. Dans la première, en effet, l'abaissement du précipité fut de $0^m,015$; dans la deuxième, il fut de $0^m,01$.

En présence de ces deux faits, nous nous crûmes fondé à espérer que le traitement rationnel de l'albuminurie, jusqu'ici si vainement cherché, était enfin trouvé. Nous prîmes donc la résolution d'expérimenter soigneusement ce nouvel agent à la première occasion favorable.

Il nous a été donné de réaliser notre désir plusieurs fois depuis. Nous avons, en effet, mis en œuvre cette méthode de traitement chez sept sujets avec des fortunes diverses. Nous allons aujourd'hui, avec toute la bonne foi dont nous faisons profession, faire connaître les résultats de nos recherches sur ce point. Les documents que nous possédons ne permettent point encore, bien loin de là, de trancher la question en dernier ressort. Mais, en outre qu'ils fournissent, au point de vue doctrinal, des renseignements précieux, ils n'en sont pas moins dignes d'intérêt pour ce qui a trait à la thérapeutique elle-même. Ils mettent, en effet, hors de doute l'efficacité de ce mode de traitement dans certaines formes de la maladie. Mais bornons-nous, pour le moment, au simple rôle d'historien.

La présente question offre plusieurs problèmes à résoudre, car la solution de chacun d'eux permet d'élucider plus d'un point tant théorique que pratique.

On peut se demander tout d'abord quelle est l'influence de la médication vomitive sur les fonctions de l'urination. Cette question est assez facile à trancher. Sur quinze expériences que nous avons effectuées, au point de vue de cette méthode, nous avons recueilli dix fois le poids des urines. Sur ces dix fois, nous avons constaté huit fois une diminution plus ou moins notable de l'excrétion urinaire le jour de l'émétisation, comparativement à la veille.

Dans la plupart des cas, la diminution de cette excrétion n'a été que très-temporaire.

Dans plusieurs autres, elle a persisté un certain nombre de jours.

Dans un neuvième cas, les proportions du fluide urinaire sont demeurées les mêmes que celles du jour précédent.

Dans le dixième cas, enfin, cette médication a eu pour effet de donner lieu à une abondante diurèse, qui a promptement jugé la maladie qui affectait la forme hydrorganique la plus pure (enfant Gauthier). Cette médication nous paraît avoir agi dans l'espèce, non en portant directement son action sur les organes de la dépuration urinaire, mais en imprimant au système nerveux central une secousse salutaire, grâce à laquelle sa modalité pervertie a pu recouvrer sa normalité.

On peut conclure de ces expériences que ce n'est que exceptionnellement que la médication vomitive exerce sur la diurèse une influence salutaire. Rationnellement donc, ce serait à un autre ordre d'agents qu'il semblerait le plus convenable de recourir dans la forme hydrorganique de la maladie, si l'on avait uniquement en vue d'augmenter les proportions de l'excrétion urinaire.

A cette première question, il en est une autre qui y a une afférence directe, et qu'il importe essentiellement de résoudre au point de vue doctrinal. Il s'agit, encore une fois, de la densité des urines.

Les urines des vingt-quatre heures qui suivent l'administration du vomitif sont d'un poids spécifique relatif plus considérable que celles de la veille. Cela va de soi-même, puisque leurs proportions se trouvent réduites et leurs éléments chimiques proportionnellement concentrés. Mais quelle est l'influence primitive et immédiate de ces agents thérapeutiques sur la densité de l'excrétion albumineuse?

Voici les renseignements que nous fournissent treize expériences que nous avons faites à ce point de vue. Dans six cas, les densités ont été les mêmes pour les urines examinées avant et deux ou trois heures après l'administration du vomitif. Si l'on se souvient de ce que nous avons dit plus haut de la nécessité de n'opérer que sur des urines d'un même poids spécifique, quand il s'agit de recueillir des résultats exacts et pouvant servir à des déductions doctrinales, on comprendra de suite que ce sont les présentes épreuves qui présentent, à ce point de vue, le plus de valeur.

Dans six autres cas, la densité du deuxième échantillon d'urine s'est trouvée supérieure à celle du premier.

Dans un seul cas enfin, le poids spécifique de l'urine émise à la suite de l'expérience a été plus faible que celui de l'urine recueillie avant l'ingestion du médicament. Ce fait, on le voit, est tout exceptionnel.

L'influence immédiate de la médication vomitive sur la densité de l'excrétion urinaire est donc variable, elle peut même varier sur le même sujet. Chez une de nos malades, en effet, sur trois expériences, nous avons eu trois résultats différents ($D. = + -$) (femme Thessier). D'un autre côté, chez deux autres sujets nous avons obtenu chaque fois des résultats analogues, traduits deux fois, chez l'un, par une densité égale des deux échantillons d'urine, chez l'autre, par une densité supérieure, deux fois également du deuxième échantillon.

Il en est de ceci, du reste, comme de tout ce qui a trait aux fonctions du système nerveux, dont la versatilité fonctionnelle constitue, au plus haut point, la caractéristique.

Maintenant, au point de vue albuminogénique immédiat, quelle est l'influence de la médication vomitive?

Voici les résultats de quatorze épreuves effectuées avec tout le soin possible. Les malades ont pris, autant que possible, leur potion vomitive à leur réveil, et sont restés au lit en conservant, autant que possible, l'immobilité pendant toute la durée de l'expérience. En somme, voici quels ont été les résultats obtenus.

Dans quatre cas, nous avons eu à noter un abaissement plus ou moins notable dans la hauteur du dépôt albumineux ($- 0^m,015$; $- 0^m,01$; $- 0^m,007$; $- 0^m,015$.)

Dans tous les autres cas, c'est-à-dire dix fois, nous avons constaté l'effet opposé, l'élévation du dépôt albumineux, sous l'influence de la médication vomitive. Les effets albuminogéniques de cette dernière ont été variables; les résultats différentiels ont oscillé entre $0^m,006$ et $0^m,047$. Ils ont pu, une fois même, s'élever jusqu'à $0^m,094$ (Ch. Leroy, 8 février 1862).

Pour une saine appréciation doctrinale de ce fait important, occupons-nous uniquement des urines d'une même densité. Que nous apprennent sur ce point les six expériences effectuées dans ces conditions?

Dans trois cas nous avons eu à noter un abaissement notable du dépôt albumineux (dont deux fois chez un même sujet). ($- 0^m,015$; $- 0^m,01$; $- 0^m,015$).

Dans les trois autres cas, le deuxième dépôt a été plus élevé de $0^m,015$, de $0^m,025$ et de $0^m,015$ que le premier.

Lors donc que, sous l'influence de la médication perturbatrice, la densité de l'urine émise dans les trois heures qui suivent son action reste égale à celle de l'échantillon recueilli avant l'ingestion du médicament, les effets immédiats de cette méthode, au point de vue albuminogénique, sont tellement variables, qu'on ne saurait affirmer si leur influence est bonne ou mauvaise.

Il nous reste maintenant à nous occuper des effets consécutifs, qui sont évidemment les plus importants au point de vue pratique, nous dirons même les seuls.

Tàchons donc de déterminer l'influence qu'exercent, sur l'albuminogénèse, les vomitifs le jour même de leur emploi, aussi bien que les jours qui le suivent.

Nous avons fait, jusqu'à ce jour, sept expériences tendant à déterminer l'influence albuminogénique des vomitifs durant les vingt-quatre heures consécutives à leur emploi, comparativement à la veille. Nous n'avons à ce point de vue constaté que deux fois l'influence favorable de ces agents. Dans un cas, la perte albumineuse de la veille ayant été de 2 grammes, elle ne fut que de 1 gramme dans la journée correspondant à l'émétisation. Dans le deuxième cas la réduction de l'excrétion d'albumine a été beaucoup plus notable. La perte de ce principe immédiat ayant été la veille de 16 grammes ; celle du jour de l'expérience elle ne fut que de 9 grammes.

Dans deux autres cas, la déperdition de l'albumine resta égale à celle de la veille, 1 gr., 70 et 12 gr., les proportions de l'urine excrétée étant d'ailleurs restées les mêmes durant ces deux jours.

Dans les trois autres cas, la médication vomitive a eu pour effet de déterminer une excrétion albumineuse plus notable que la veille. (+ 1 gr. 96 ; — + 1 gr. 02 ; — + 0 gr. 97.)

Dans deux cas seulement nous avons comparé les résultats du jour de l'émétisation avec ceux du lendemain. La perte albumineuse correspondant au premier avait été dans un cas de 5 gr.; le lendemain elle était réduite à 2 gr., dans l'autre cas la déperdition d'albumine ayant été de 12 gr., se trouve le jour suivant réduite à 8 gr.

En somme donc, même variabilité ici que précédemment : ainsi l'action primitive de cette médication est tantôt favorable, tantôt nuisible au point de vue albuminipare. Ceci ne prouve-t-il pas une fois de plus l'essence névrosique du phénomène albuminurrhée ? Qui ne connaît, pour l'avoir cent fois éprouvé, l'impressionnabilité variable, la mobilité toute protéiforme du système nerveux ? Les impressions perçues par lui la veille diffèrent de celle du lendemain. Ne sont-ce pas précisément ces caprices, ces fantaisies, cette versatilité des maladies nerveuses qui font de ces affections cruelles l'opprobre de notre art, et le désespoir des malheureux qui en sont atteints ?

Arrivons actuellement aux effets consécutifs, c'est-à-dire à l'influence thérapeutique réelle de la médication vomitive. C'est ce que nous allons faire avec toute l'honnêteté scientifique possible, et en oubliant complétement pour l'instant que nous sommes le promoteur de ce mode de traitement qui, suivant nous, agit essentiellement en tant que méthode perturbatrice.

Il ne viendra, en effet, à l'esprit d'aucune personne sensée de mettre de tels effets sur le compte de la médication évacuante. Que dans l'emploi de la méthode perturbatrice, on essaie d'obtenir des vomissements énergiques et des selles copieuses, c'est être logique avec soi-même, par la raison fort simple que le but que l'on se propose est précisément de modifier aussi profondément que possible la modalité du système nerveux ; mais quelle influence thérapeutique, nous le demandons, peuvent avoir par elles-mêmes quelques matières éliminées par les voies, soit supérieures, soit inférieures ?

Que si quelque doute, du reste, demeure encore dans l'esprit à ce point de vue, il suffit de consulter les faits. Or, voici ce que nos expériences nous apprennent à cet endroit.

La femme Pioger, qui s'est si bien trouvée de cette médication, n'a pas eu une seule selle, les deux fois qu'elle y a été soumise.

La femme Thessier, chez laquelle cette méthode a donné lieu à des effets albuminogéniques si prononcés, n'a pas eu non plus une seule garde-robe dans les trois épreuves qu'elle a subies.

L'enfant Gauthier, dont la guérison a été si rapidement obtenue par cette méthode, a été trois fois soumise aux effets perturbateurs de l'émétisation. La première fois elle a eu deux petites selles ; la seconde fois elle en a eu quatre, la troisième deux. Quelle influence, nous le demandons, peuvent avoir eu dans cette cure des évacuations alvines si peu considérables ?

Il est manifeste pour nous que les déjections alvines n'entrent que pour bien peu de chose dans les effets thérapeutiques de ces médications, dont l'action porte à peu près exclusivement sur le système nerveux central.

C'est tellement vrai, que certains malades subissent la double influence thérapeutique la plus marquée de ces agents sans en retirer le moindre bénéfice. Tel fut notamment l'enfant Leroy, chez lequel cette médication n'a jamais manqué de produire huit ou dix selles, sans que les symptômes hydrorganiques eux-mêmes aient reçu la plus petite influence favorable.

Maintenant que nous sommes bien fixé sur le mode d'action de cette méthode, comme nous souhaitons néanmoins en tirer tout le parti possible, nous nous efforçons, dans certains cas, d'obtenir de ces agents les effets thérapeutiques les plus prononcés. C'est dans ce but que, dans la forme hydrorganique de la maladie surtout, nous administrons le médicament de manière à provoquer à la fois des vomissements et des selles. Mais, nous le répétons à dessein , nous faisons assez peu de fond sur les effets évacuants de ces médicaments qui, bien évidemment, agissent surtout en tant qu'agents perturbateurs.

Mais arrivons à l'influence thérapeutique de la médication vomitive.

Pour trancher cette question avec autant d'autorité que permettent de le faire des documents aussi peu nombreux que ceux qui sont encore à notre disposition, il suffit de retracer en peu de mots l'histoire des sept malades qui ont été soumis par nous à ce mode de traitement. C'est ce que nous allons faire avec la plus grande honnêteté scientifique possible.

Premier sujet (femme Pioger). Albuminurie chronique. Au point de vue de l'éradication de la maladie, résultat négatif. En tant que palliatif ce traitement toutefois a produit les plus heureux fruits. Cette malade, au moment où il a été institué, était depuis une année en proie à la susceptibilité nerveuse la plus exagérée. Elle avait parcouru le vaste champ des manifestations névrosiques, qui ne lui laissaient en quelque sorte aucune trêve. Cette médication a eu très-manifestement pour effet de ramener le système nerveux à une normalité relative. A partir de ce moment, quelques troubles amaurotiques passagers ont été les seules manifestations névrosiques ressenties par la malade, jusqu'au moment du terme fatal, survenu au mois d'avril 1862, par le fait d'une affection intercurrente.

Chose digne de remarque, du moment où le système nerveux a, chez cette malade, recouvré son équilibre, l'influence des divers agents albuminogéniques a également cessé de se manifester sur lui.

Si l'on pouvait tirer une conclusion de ce fait unique, on serait tenté d'en inférer que la médication vomitive se trouve parfaitement indiquée, dans la forme névrosique de l'albuminurie, en vue de mettre fin, par le fait d'une action toute perturbatrice, à la susceptibilité exagérée du névro-système.

Deuxième sujet (Yron). Etat de santé assez satisfaisant ; pertes d'albumine oscillant journellement entre 5 et 8 grammes. La maladie datait au moins de cinq mois, au moment où ce traitement a été institué. C'était, au moment où le malade s'est confié à nos soins, une albuminurie à forme hydrorganique pure. Il était affecté d'une ascite si considérable, que nous avons failli nous croire dans l'obligation de pratiquer l'opération de la paracentèse. Il s'agit donc bien ici d'un chrono-albuminurique. Eh bien, le succès de la médication perturbatrice a chez lui été complet. Cet homme est aujourd'hui parfaitement guéri de son albuminurie, et se porte même beaucoup mieux qu'avant d'en avoir été atteint.

Troisième cas (femme Theissier). Chez cette malade, affectée d'albuminerie hydrorganique pure, la médication perturbatrice a complétement échoué. Mais ce sujet a offert une particularité bien digne d'intérêt. Découragée, sans doute, par les résultats infructueux d'un traitement, d'ailleurs assez mal suivi pendant un mois, cette jeune femme s'en remit aux seuls soins de la mère nature, et à partir du mois de juin 1860, elle cessa toute médication. Ce fut dans d'aussi déplorables conditions que ne tarda pas à survenir une grossesse. Durant tout son cours, la malade fût considérablement infiltrée. Nonobstant cette grave complication, l'accouchement s'effectua, au mois de juin 1861, de la façon la plus physiologique. Depuis sa couche, toute infiltration a disparu, et en ce moment la femme Theissier semble jouir d'une santé la plus parfaite. La grossesse a donc, par un rare privilége, eu pour effet chez cette femme de juger une maladie qui en constitue d'ordinaire une si grave complication.

Quatrième cas (Marie Gauthier, 4 ans). Albuminurie aiguë de forme hydrorganique pure ; six jours d'invasion. Trois potions vomitives, le 8, le 10 et le 12 avril 1861. Guérison radicale neuf jours après l'institution de ce traitement.

Cinquième cas (enfant Royer, 7 ans). Albuminurie de forme mixte; invasion dix jours. Coma constant; ascite, œdème pulmonaire, etc. C'était là un cas d'une extrême gravité. Toute autre méthode de traitement eût sans doute été infructueuse. 18 septembre 1861, première potion vomitive; le 29 au matin le malade va tellement bien que les parents le croient hors de danger. Le 30, deuxième potion vomitive, qui ne produit aucune action physiologique. Mort le 1er octobre.

Sixième cas (Enfant Leroy, âgé de 15 ans, paraissant en avoir 12). Depuis le mois de mars 1857, il a été tous les ans affecté d'albuminurie, récidivant cette fois, *pour la sixième fois*.

Forme hydrogarnique pure, 5 février 1862, premier vomitif. Urine des 24 heures, = 700 gr.

Perte d'albumine correspondante, 2 gr., 50; 6 février, deuxième vomitif. Urine de 24 heures, = 800 gr.

Perte d'albumine correspondante, 9 gr., 8 février ; troisième vomitif. Urine des 24 heures, = 400 gr.

Perte d'albumine correspondante, 12 gr.

En présence d'effets aussi défavorables c'eût été se rendre coupable de lèse humanité que de persister à marcher dans une voie évidemment mauvaise, chaque tentative étant suivie d'une augmentation notable du chiffre de l'excrétion albumineuse. A partir de ce moment, nous nous sommes donc empressé de changer de batteries et de revenir aux divers traitements classiques. Ces essais n'ont pas été plus heureux, et le petit malade a succombé le 20 mai suivant à une syncope occasionnée par l'ascite qui était devenue considérable.

Des cas de cette nature sont, évidemment, peu favorables pour expérimenter une nouvelle méthode de traitement. La mauvaise santé habituelle du petit malade, une sixième récidive étaient des conditions telles, que le succès était peu probable, quels que fussent d'ailleurs les moyens employés pour combattre la maladie. On a vu, d'ailleurs, que tous les agents successivement administrés n'ont pas mieux réussi que la méthode perturbatrice, bien cependant que le temps ne leur ait point manqué pour déployer à l'aise toute leur action thérapeutique.

Faisons remarquer incidemment les avantages que l'on peut retirer de l'albuminométrie au point de vue thérapeutique. Sans ce précieux mode d'investigation, qui nous eût signalé les mauvais effets de la méthode employée? Malgré la plus forte proportion de l'albumine excrétée, l'état général du malade paraissait non moins satisfaisant. Nous eussions pu, pour lors, nous croire autorisé à insister sur le même mode de traitement. Son influence mauvaise sur l'albuminogénèse n'a pas tardé à nous démontrer que nous faisions fausse voie, et qu'il fallait aller à la recherche de moyens thérapeutiques plus efficaces. Grâce donc à l'albuminométrie, on cessera désormais de sacrifier au hasard dans le traitement de la névrose albuminurrhéique. La vulgarisation de ce mode d'exploration est donc appelée à rendre de grands services, au point de vue tant doctrinal que thérapeutique.

Ce n'est pas, hâtons-nous de le dire, qu'il faille attacher plus d'importance que de raison à l'albuminurrhée, considérée isolément; ce n'est là qu'un simple épiphénomène, dont les oscillations sont souvent très-sensibles, d'un jour à l'autre.

Cette observation même est fondée à ce point, que l'albumine peut disparaître des urines, pendant un certain laps de temps, sans que l'on puisse considérer pour cela la maladie comme guérie (1). Cet éphiphénomène, en effet, ne tarde pas à se manifester de nouveau. Ceci prouve péremptoirement qu'il peut exister des albuminuries sans albuminurrhée. Il est, en effet, certains états morbides qui présentent tout le cachet de cette affection, à part le signe que l'on a, à tort, considéré jusqu'ici comme le seul pathognomonique. C'est là d'ailleurs une de ces anomalies qui est loin d'être sans analogues. Chacun sait du reste que notamment un pareil fait se produit journellement dans les fièvres éruptives, chez lesquelles l'éruption fait encore assez souvent défaut.

La conséqnence de ces remarques, c'est que s'il convient de tenir grandement compte du phénomène albuminurrhée, il im-

____

(1) Voir notre étude sur la forme hydrorganique de l'albumine.

porte également de prendre en haute considération les autres symptômes comomitants, l'ensemble des diverses expressions morbides; car si l'excrétion albumineuse peut parfois faire défaut bien que la névrose albuminurrhéique soit manifestement en puissance, il est non moins réel que'elle peut se produire chez des sujets non affectés de cette maladie, à proprement parler. Nous ne saurions, pour notre compte, considérer comme albuminuriques, bien que porteurs d'une albuminurrhée, des sujets chez lesquels toutes les fonctions plastiques s'accomplissent dans toute leur intégrité, et chez lesquels aucun signe ne traduit la perversion de la modalité du système nerveux ganglionnaire. Que cette condition anormale traduise chez eux une certaine prédisposition à l'albuminurie, nous l'admettons volontiers ; mais la preuve qu'ils ne sont point condamnés à payer à cette affection un fatal tribut, c'est qu'on a vu de tels sujets vivre des années avec tous les priviléges de la plus parfaite santé.

L'albuminurrhée, d'ailleurs, est un phénomène tout individuel, et qui ne fournit par lui-même aucune donnée pronostique de quelque valeur. C'est à ce point que nous avons vu l'albumine disparaître des urines d'un malade quelques semaines avant sa mort. Certains sujets excrètent des proportions fort notables de ce principe immédiat, et n'en guérissent pas moins : exemple, la femme Theissier qui en a rendu jusqu'à 22 gr. dans une journée. D'autres, au contraire, présentent des urines peu chargées d'albumine et n'en succombent pas moins à une affection dont on n'eût pu soupçonner la gravité, si on n'eût tenu compte que de ce seul épiphénomène.

Nous espérons après tout ceci qu'on ne nous accusera pas d'exagérer l'importance de l'albuminométrie, bien que ce soit là une question à l'étude de laquelle nous nous sommes livré avec prédilection. La raison en est simple; nous nous efforçons d'arriver à la connaissance de la vérité. Mais en ceci comme en toutes choses, nous procédons de bonne foi et sans aucune passion.

Septième cas (Thébaut, 36 ans). Affecté, il y a deux ans, d'une albuminerie qui n'aurait pas persisté moins de cinq mois. Est resté deux mois au lit. Depuis cette époque, ce sujet est demeuré amaurotique. La face est souvent bouffie à la suite de son travail qui le contraint à tenir la tête base (il est tailleur de pierres). Il s'agit très-manifestement d'une albuminurie chronique, récidivée à l'état aigu.

17 juin 1862, attaque actuelle ; invasion six semaines. Forme mixte.

Urine des 24 heures (17-18 juin), 2115 gr. D = 10° (1014); perte d'albumine des 24 heures = 16 gr.

Potion vomi-purgative. Urine des 24 heures = 1350 gr. D = 15° (1018); perte d'albumine des 24 heures = 9 gr.

(A eu cinq vomissements et six selles).

Effets immédiats du vomitif :

Urine à 5 heures du matin, avant le vomitif, D = 10°; dépôt d'albumine = 0^m,015.

Urine à 7 heures du matin, après le vomitif, D = 10°; perte d'albumine = 0^m,031 (0^m,016).

22 juin, deuxième vomi-purgatif. Urine des 24 heures, la veille = 1500 gr., = D 10° ; perte d'albumine = 12 gr.

Urine du jour du vomitif = 1500 gr., D = 10°; perte d'albumine = 12 gr.

Ce médicament détermine quatre à cinq vomissements et autant de selles.

24 juin, troisième vomi-purgatif. Urines des 24 heures, 700 gr. D = 25° (1028) ; perte d'albumine en 24 heures = 12 gr. Le malade a six vomissements et huit selles,

Le lendemain, 25 juin ; urine des 24 heures = 600 gr. D = 20° (1022) ; perte d'albumine = 8 gr.

Le malade va très-bien, il se lève à longues journées et n'a plus qu'un peu d'œdème périmalléolaire. Il n'accuse plus que de la faiblesse lorsqu'il est levé.

Le 6 juillet, nous avons de nouveau analysé ses urines. La perte d'albumine des 24 heures a été de 14 gr. Le malade, d'ailleurs est dans des conditions très-satisfaisantes.

Cette observation est très-incomplète comme on le voit. Il est impossible, en effet, de comparer sa position actuelle avec l'état que présentait ce sujet avant sa récidive; nous ne pouvons que constater les bons effets d'une médication qui, pourtant a été instituée bien tardivement. Quelques jours ont suffi par ses vertus pour dissiper tous les symptômes accusés par le malade (hydrorgarnies diverses, amaurose, somnolence, dyspepsie). Trois potions vomi-purgatives ont été prescrites pour tout traitement.

Ce malade, toutefois, n'est pas guéri, puisqu'il reste, comme avant sa récidive, affecté d'albuminurie chronique. Ce succès, par là même, demeure incomplet. En eût-il été ainsi si le sujet eût mis plus de persévérance à suivre son traitement ?

Enregistrons le fait tel qu'il est, et contentons-nous de noter les excellents effets de la méthode contre l'exaspération des phénomènes morbides. C'est déjà là un résultat assez satisfaisant pour militer, une fois de plus, en faveur de la médication perturbatrice, sur le compte de laquelle, nous le répétons, le dernier mot est loin d'être dit.

Après le fidèle exposé des faits qui précèdent, nous n'avons rien à ajouter. Le bilan de cette méthode de traitement s'y trouve implicitement contenu. Nous nous bornerons à ajouter que, d'après les tableaux de M. Becquerel, on ne peut guère espérer que de sauver un albuminurique sur six.

Maintenant, nous rappellerons combien sont toujours décevantes les statistiques telles qu'on les dresse journellement. Pour ne parler que des faits qui précèdent, il en est manifestement plusieurs qui étaient au-dessus des ressources de l'art, et contre lesquels aurait échoué la thérapeutique la mieux conçue. Que l'on expérimente une méthode nouvelle sur de tels cas, un insuccès fatal ne tarde pas à la condamner. Que l'on tombe, au contraire, sur une série heureuse, elle fait vite fortune. Avant de prononcer sur son compte, en dernier ressort, attendons donc que de nouveaux faits nous permettent de le faire avec plus ample connaissance de cause.

Avant de quitter ce sujet, encore une remarque ayant trait, cette fois, au point de vue doctrinal. Les phénomènes du vomissement ne s'accomplissent que sous l'influence du système nerveux cérébro-spinal, qui anime tous les muscles qui entrent en jeu pour la perpétration de cet acte morbide. L'axe nerveux ainsi impressionné traduit sa modalité nouvelle en donnant lieu à une excrétion albumineuse soit plus, soit moins considérable qu'avant l'action de l'agent perturbateur. Les expériences qui précèdent démontrent clairement que les reins n'entrent pour rien en cause dans la production de ces phénomènes. Donc, encore une fois, l'albuminurrhée n'est autre chose qu'une lésion de l'innervation cérébro-spinale. Elle tient uniquement à une déviation de l'influx nerveux central qui la régit également ment dans chacune de ses expressions.

§ 7. De quelques agents thérapeutiques au point de vue de l'albuminogénèse.

Les circonstances ne nous ont permis d'expérimenter avec quelque soin, au point de vue albuminogénique, qu'un petit nombre d'agents thérapeutiques. En attendant que l'occasion se présente de combler cette lacune, nous allons faire connaître les résultats des recherches que nous avons effectuées jusqu'à ce jour, en omettant à dessein de parler des substances sur le compte desquelles nous ne pourrions fournir que de vagues données. De ce nombre sont, par exemple, le fer, l'iode, la térébenthine, les affusions froides, etc., dont nous avouons avoir usé sans aucun bénéfice durable pour nos malades, et qui ne nous ont fourni, au point de vue albuminométrique, aucune notion qui mérite la peine d'être consignée ici.

Diurétiques. On sait que les partisans de la protopathie rénale, et en premier rang M. Becquerel, ont condamné l'emploi des diurétiques, comme étant propres, par la suractivité fonctionnelle des organes uro-poiétiques qu'ils déterminent, à produire une aggravation de l'état local. L'examen le plus superficiel des faits suffit pour battre en brèche une telle vue de l'esprit. Nous avons établi plus haut par des chiffres (p. 5) que les plus fortes proportions d'albumine excrétées correspondent en général aux plus faibles quantités d'urines excrétées dans les 24 heures. Il suit de là que, loin de proscrire les diurétiques, ils sont très-rationnellement indiqués dans la forme hydrorganique de l'albuminurie.

Malheureusement ce n'est pas une petite affaire que de faire uriner une malade qui n'est pas disposé à le faire. Chez les albuminuriques, toutefois, ce n'est pas à l'altération de structure des reins que tient l'hypo-urie, ainsi qu'on a voulu le faire croire. S'il en était ainsi, il serait, en effet, parfaitement inutile de tenter de provoquer la diurèse tant que persisterait l'altération organique. L'observation la plus superficielle suffit pour démontrer que c'est encore là une pure idée préconçue. Il résulte des nombreuses expériences que nous avons faites avec les urines des chrono-albuminuriques, que, chez eux, les proportions de cette excrétion sont assez souvent, pour ne pas dire davantage, plus abondantes que dans l'état de santé. C'est assez dire que la lésion de structure n'est pour rien dans la réduction des proportions de l'excrétion urinaire.

Non, dans l'albuminurie, l'hypo-urie, lorsqu'elle existe, et cela a lieu à peu près invariablement à l'état aigu, l'hypo-urie tient uniquement à un état dynamique, à la perversion des fonctions de l'innervation. Voilà ce qui fait que toute médication envoyée à l'adresse directe des organes uro-poiétiques doit naturellement être frappée d'impuissance. Le même fait, du reste, ne se reproduit-il pas dans toute une série de faits pathologiques? L'élément morbide une fois combattu, la maladie attaquée avec succès dans son principe, l'équilibre organique se rétablit, et cette importante fonction rentre dans sa normalité, sans qu'on ait eu la peine de diriger contre elle aucune médication spéciale.

En principe donc, il convient de faire peu de fond sur la médication diurétique, comme base du traitement de l'albuminurie. Comme adjuvant, c'est, nous ne saurions trop le répéter, une médication fort rationnelle. Le plus ordinairement, en effet, c'est par la diurèse que se juge cette forme particulière de la maladie. Nous avons toutefois vu une ascite considérable disparaître, sans qu'il se soit produit une augmentation bien appréciable dans les proportions des urines excrétées. (Femme Pioger.)

Pour ce qui est du choix du médicament à administrer, nous n'avons rien de particulier à en dire. En cas d'impuissance de l'un des agents employés, il faut recourir à d'autres qui ont parfois plus de succès, sans qu'on puisse aucunement s'en expliquer la raison.

Nous rappellerons à ce propos la formule d'un vin diurétique, que nous avons fait connaître dans le n° 28, 1860, de l'*Abeille médicale*, et que M. le docteur Bossu a reproduite dans la dernière édition de son Compendium (p. 767). Nous nous en sommes souvent bien trouvé, non-seulement dans l'albuminurie, mais dans beaucoup d'autres cas, où il s'agissait de provoquer une excrétion urinaire plus abondante. Voici cette formule :

        ℞ Petit vin blanc sec. . . . . 700 grammes.
           Feuilles de digitale.   6   —
           Aulx.   10   —
           Hydrochlorate d'ammoniaque.   20   —

Broyer les aulx dans un mortier; puis les faire macérer deux ou trois jours avec un douce chaleur, dans le vin, avec les feuilles de digitale. Filtrer, et ajouter le sel ammoniaque. Dose de 2 à 8 cuillerées dans les 24 heures.

Il va de soi-même que la médication diurétique ne convient nullement à la forme névrosique de la maladie. Ce serait un non-sens que de prescrire ces médicaments à un sujet non infiltré, et dont les urines sont de proportions normales. On ne s'est pas assez attaché jusqu'ici à faire de telles distinctions. Dans l'état actuel de nos connaissances, le traitement de l'albuminurie doit être raisonné, et reposer au moins sur des bases rationnelles.

Vésicatoires. L'albuminurie cantharidienne est un fait connu de tous, et sur l'existence duquel il ne saurait plus s'élever aucun doute, depuis les travaux d'Orfila, de MM. Rayer et Bouillaud. La cantharidine, toutefois, porte son action élective sur la vessie beaucoup plus que sur le rein, et est bien plus souvent cause de cystite et de pyélite que de néphrite. Il ne paraît pas non plus qu'elle ait jamais donné lieu à une albuminurie persistante. Elle ne produit donc qu'une albuminurrhée adventice, et par irritation pure et simple de l'organe de la dépuration urinaire.

Comme on a encore assez souvent occasion de prescrire les

vésicatoires pour combattre certains épiphénomènes de l'albuminurie, il était intéressant de déterminer l'influence de ces
agents dont la névrose albuminurrhéique confirmée. Nous
avons fait dans cette vue des expériences sur trois malades.
Voici quels en ont été les résultats :

Exp. XXX (Planchais). Apoplexie pulmonaire. Vésicatoire
monstre inter-scapulaire.

Le 3 décembre 1856. Densité des urines, 1008; dépôt album., 0^m,032.

Le 4 décembre 1856. Densité des urines, 1008 ; dépôt album., 0^m,034 (0^m,002 en plus).

L'effet albuminogénique des vésicatoires peut donc être, dans
ce cas, considéré comme nul.

Exp. XXXI (Femme Pioger). Le 3 décembre 1859, nous faisons placer dans l'une et l'autre gouttière vertébrale un ruban
vésicant, long de 0^m,20, large de 0^m,025. La malade reste couchée durant les 24 heures que dure l'expérience. Notre analyse
porte sur les trois urines du matin, au réveil.

Urine avant de placer les visicatoires. Albumine, 0^m,019.

Urine le lendemain matin. Albumine, 0^m,027 ($+$ 0^m,008).

Urine le surlendemain, ayant souffert plus que la veille. Albumine, 0^m,024 ($+$ 0^m,005 que le premier jour).

Dans ce cas, l'influence albuminipare des vésicatoires semble
un peu plus prononcée.

Exp. XXXII (Enfant Leroy). Un vésicatoire de 0^m,35 sur
0^m,03, le long de chaque gouttière vertébrale.

	Urines des 24 h.	Perte d'album.
20 février 1862 (avant de poser les vésicatoires)............	250 gr.	17 gr.
21 février 1862 (les vésicatoires sont posés)............	300 —	13 —
22 février 1862............	300 —	23 —
25 février 1862............	300 —	17 —
9 mars 1862............	200 —	7 —

On voit dans cette expérience que, le jour même où sont po-
sés les vésicatoires, la perte albumineuse se réduit de 4 gr.,
tandis qu'elle devient notablement plus considérable le jour
suivant. Cette augmentation, du reste, est peu durable, puisque son chiffre redescend en quelques jours à 7 grammes, proportion qui n'est plus dépassée dans les 24 heures jusqu'au
terme fatal, survenu le 20 mars suivant.

On peut, croyons-nous, tirer de ces expériences cette conclusion, au point de vue pratique. La cantharidine semble avoir parfois pour effet de donner lieu à une déperdition d'albumine urinaire plus ou moins abondante. De nouvelles recherches, faites avec plus de soin, permettront bientôt de déterminer avec plus de précision une telle influence. Ces agents, toutefois, ne paraissant produire que des effets très-passagers, nous croyons qu'on aurait tort de se priver de leur concours dans toutes les circonstances où ils se trouvent rationnellement indiqués.

Grands bains. Guidé par l'analogie, nous avons essayé des grands bains prolongés chez plusieurs de nos malades. Au point de vue thérapeutique, les résultats ont été absolument nuls. Nous en dirons autant des affusions froides. Peut-être n'avons-nous pas suffisamment insisté sur le compte de ces agents?

Au point de vue thérapeutique, les résultats des bains ont été différents, suivant les sujets. Plusieurs n'en ont ressenti aucune influence, soit bonne, soit mauvaise. L'un d'eux, l'enfant Leroy, n'a jamais manqué de s'en mal trouver. Chacun d'eux a toujours eu pour effet d'augmenter l'œdème déjà fort notable dont il était affecté. Cette considération a suffi pour nous faire renoncer à insister davantage, chez lui, sur un moyen évidemment irrationnel (1).

L'influence des bains sur l'albuminogénèse nous a semblé absolument nulle. Lorsqu'ils ont été pris en sortant du lit, la densité des urines étant la même, la hauteur des dépôts s'est trouvée égale. Si le malade s'y plongeait au milieu du jour, après avoir mangé ou s'être livré aux actes de la vie de relation, il est manifeste que l'urine recueillie au sortir du bain fournirait un précipité moins élevé que celle émise avant d'y entrer. Il ne faudrait pas alors attribuer au moyen thérapeutique une influence qui appartiendrait manifestement aux seuls effets de l'immobilité.

Café noir. Le 15 janvier 1859, nous faisons ingérer à la femme Pioger une tasse de café noir préparé avec 42 *grammes de cette substance.* Cette préparation est ingérée d'un seul coup à 6 heures du matin; la malade reste au lit dans la plus grande immobilité jusqu'à 7 heures 1|2. Les effets physiologiques du café sont très-prononcés. Voici les résultats des quatre analyses albuminoscopiques effectuées en vue d'étudier l'influence albuminogénique de cette liqueur.

(1) Voir pour plus de détails, à ce sujet, notre étude sur la forme hydrorganique de l'albuminurie. *in France médicale,* nos 35 à 42, 1862.

Exp. XXXIII.	6 heures (avant l'ingestion du café).	6 h. 1|2	7 heures.	7 h. 1|2
Hauteur des dépôts albumin.	0^m,036	0^m,04	0^m,042	0^m,038

Malheureusement, nous avons omis de prendre le poids des urines, ce qui ôte à cette expérience une partie de sa valeur. Les chiffres qui précèdent doivent, sans doute, être considérés comme un peu trop faibles, en raison de l'action diurétique du café. Quoi qu'il en soit, l'influence de cet agent ne saurait être considérée comme bien considérable, au point de vue qui nous occupe. On aurait donc tort de le proscrire du régime des chrono-albuminuriques, surtout lorsqu'une longue habitude leur en fait une sorte de besoin. Cette savoureuse liqueur convient surtout dans la forme hydrorganique de la maladie, en raison de ses propriétés diurétiques. Son principe amer en fait, en outre, un tonique agréable. Ses vertus stomachiques sont trop connues pour qu'il soit nécessaire d'insister ici sur cette nouvelle qualité de la précieuse graine. Gardons-nous donc de proscrire le café aux chrono-albuminuriques qui se trouvent bien de son usage. Mais de là à le prescrire comme base du traitement de l'albuminurie, ainsi qu'on a voulu le faire dans ces derniers temps, il y a tout un monde. Il peut être employé utilement à titre d'adjuvant, mais il ne constituera jamais dans l'espèce un agent cardinal médicamenteux.

CONCLUSIONS.

I. Le phénomène albuminurrhée tient à une déviation pathologique temporaire ou persistante du système nerveux cérébro-spinal. Il peut se suspendre momentanément, pour se reproduire au bout d'un laps de temps variable.

II. Toute cause physique, toute condition organique de nature à pervertir la modalité de ce même système nerveux central, est susceptible d'engendrer, suivant les cas, soit l'albuminurrhée, soit la névrose albuminurrhéique (piqûre du plancher du quatrième ventricule, commotion du cerveau ou de la moelle, asphyxie par strangulation, réfrigération, alcoolisme, fièvre d'accès, état de gestation, affections chroniques diverses, etc.). L'étiologe de l'albuminurie se trouve là presque tout entière.

III. Le phénomène albuminurrhée est donc une des façons suivant lesquelles le système nerveux cérébro-spinal peut traduire sa souffrance. C'est aussi par ce même système nerveux qu'il est régi dans ses diverses expressions (action musculaire, accidents dyspnéiques, efforts du vomissement, etc.).

IV. La preuve qu'il ne tient en aucune façon à une affection primaire du rein, c'est qu'il se produit assez fréquemment en dehors de toute lésion organique de cet organe, et réciproquement. Sa nature essentielle est encore établie par ce fait que l'excrétion albumineuse urinaire peut cesser par intervalles de se produire, la névrose dont il est l'expression objective n'en persistant pas moins.

V. Tous les sujets ne sont pas aptes à servir à l'étude de l'albuminogénèse. A une certaine période de la maladie, certains agents n'exercent plus qu'une influence à peine appréciable, parfois même complétement nulle sur l'excrétion albumineuse urinaire.

VI. C'est au moment où la maladie vient de passer à l'état chronique, que les conditions semblent les plus favorables pour se livrer aux expériences albuminométriques.

VII. La question de densité est capitale dans les expériences albuminoscopiques. C'est parce que l'on n'a point su en tenir compte jusqu'à ce jour, que l'on a pu se laisser surprendre par des résultats qui n'ont été contradictoires qu'en apparence.

VIII. Les urines les plus denses sont aussi celles qui sont le plus fortement chargées d'albumine. Lorsque nous avons eu à noter des résultats décevants, le précipité le plus abondant, contre notre attente, a toujours été fourni par l'échantillon d'urine accusant le plus grand poids spécifique.

IX. Pour qu'une expérience albuminoscopique soit bien conçue, il est donc nécessaire d'opérer sur des urines affectant une même densité.

X. Pour apprécier sûrement l'influence albuminogénique d'un agent quelconque, la première condition, c'est de faire en sorte qu'il agisse isolément.

XI. L'agent physiologique qui exerce, sur l'albuminogénèse, l'action la plus marquée, c'est l'accomplissement des fonctions de la vie de relation, l'exercice musculaire.

XII. C'est à tort que l'on a avancé que c'est *l'urine du sang* qui est la moins chargée d'albumine. Ce terme est beaucoup trop vague. L'urine la moins albumineuse est celle qui correspond au repos le plus absolu de l'action musculaire.

XIII. Les accidents dyspnéiques ont pour effet d'augmenter notablement la somme de l'excrétion albumineuse. Ce fait important donnerait la raison pathogénique de l'albuminurie qui se développe par le fait de l'asphyxie, quelle que soit sa nature.

XIV. Les effets albuminogéniques de la digestion ont été signalés en 1831 par William Prout le premier. Ses expériences ont été reprises par Lehmann, et répétées par M. Gubler. Nos propres recherches, beaucoup plus précises et plus variées que celles de ces expérimentateurs, ne laissent plus aucun doute sur l'influence albuminipare de l'alimentation. D'accord, toutefois, avec ces expérimentateurs sur le chef capital, nous sommes, sur plus d'un point accessoire, en divergence complète avec eux.

XV. La question de l'alimentation est fort complexe. Il faut, non-seulement tenir compte du règne, de l'espèce auxquels appartient l'aliment ingéré, mais encore des proportions suivant lesquelles il est consommé, de l'apprêt culinaire qu'il a subi, des conditions digestives du moment, des aptitudes individuelles, etc., etc.

XVI. On a avancé que les œufs exerçaient sur l'albuminogénèse une influence très-marquée et que, partant, ils devaient, aussi bien que l'albumine sous toutes les formes, être exclus du régime des albuminuriques. Il y a du vrai et du faux dans cette proposition. Ce n'est pas en tant que substances albuminoïdes qu'ils agissent ; leur puissance albuminipare est essentiellement subordonnée à la nature de la préparation culinaire qu'ils ont subie, préparation qui a pour effet de les rendre d'une digestion plus ou moins facile. Cuits mous, ils sont très-légers, et n'exercent qu'une très-faible influence albuminogénique. Crus, ou cuits durs, ils réalisent les conditions diamétralement opposées.

XVII. On a dit que le régime végétal réduit à leur minimum les pertes d'albumine. Ce terme est encore beaucoup trop vague. Cette proposition est vraie pour ce qui a trait aux aliments herbacés de facile digestion (farces à l'oseille, épinards, etc.) Elle est on ne peut plus fausse pour les substances d'origine végétale réfractaires à la dissolution gastrique (betteraves, certaines salades, pois secs, pommes de terre, etc.)

XVIII. Nos expériences nous mettent donc en flagrante opposition avec cette proposition de M. Mariano-Semmola, à savoir que « l'albumine devient presque double sous l'influence d'une alimentation exclusivement azotée , et *se réduit à un minimum très-remarquable dans l'alimentation féculente.* »

XIX. On peut d'ailleurs établir en règle générale que l'influence albuminogénique d'un aliment quelconque est subordonnée à son degré de digestibilité. Plus une substance est réfractaire à la dissolution gastrique, plus est grande la somme d'innervation qu'il exige pour être digéré et assimilé, plus aussi est considérable sa puissance albuminipare, et réciproquement.

XX. La médication purgative exerce une très-grande influence immédiate sur les proportions de l'albumine urinaire excrétée. Cette action, du reste, a une très-courte portée dans l'albuminurie chronique. Cette influence se traduit invariablement par une élévation du précipité albumineux.

XXI. La médication vomitive est douée d'une influence non moins constante sur l'albuminogénèse ; elle est, toutefois, beaucoup plus variable. Elle a le plus généralement pour effet immédiat d'augmenter la hauteur du dépôt albumineux. Plus rarement elle en entraîne sa diminution. Quelques faits établissent que ses effets thérapeutiques sont parfois favorables. C'est d'ailleurs une méthode qui n'a point encore été suffisamment expérimentée, pour qu'il soit permis de se prononcer en dernier ressort sur son compte.

XII. Ces deux médications agissent , non en tant qu'évacuantes, mais en tant que méthodes perturbatrices. Pour ce qui est de la dernière, aucun doute ne peut s'en présenter à l'esprit.

Quelque incomplètes que soient ces notions, elles sont pourtant, si nous ne nous abusons, de nature à jeter quelque jour sur une des questions les plus ardues, les plus obscures de la pathogénie. Les expériences qui précèdent ouvrent manifestement aux travailleurs un horizon nouveau. C'est là un terrain presque vierge encore de culture, et qui ne demande qu'un peu de soins pour être fécondé. Grâce aux données qui précèdent, l'expérimentation est devenue facile, la voie toute tracée. Espérons donc qu'une lumière, aussi complète que possible, ne tardera pas à se faire sur une question justement considérée, jusqu'ici, comme des plus obscures de la nosologie.

APPENDICE.

Des accidents dyspnéiques au point de vue albuminogénique.

Au paragraphe 3 de cette étude, nous avons signalé l'influence albuminipare des accidents dypsnéiques, avouant d'ailleurs que ces opinions, toutes personnelles, reposaient encore sur un petit nombre de faits, et avaient besoin de nouvelles expériences pour mériter une sanction véritablement scientifique. Nous nous proposions de ne pas négliger l'occasion d'entreprendre de nouvelles investigations à ce point de vue pour élucider la question. Or, nous avons eu la bonne fortune de la rencontrer ces jours derniers, et nous n'avons pas manqué de la mettre à profit.

Il s'agit d'un de nos malades, dont il a souvent été fait mention dans ce mémoire, le sieur Yron de Saint-Aubin. Cet homme, on s'en souvient, avait été affecté de névrose albuminurrhéique de forme hydroganique pure, et avait dû une guérison radicale à la médication perturbatrice. Sa santé était demeurée parfaite, lorsque le 25 octobre dernier, il fut pris de dyspnée, sans matière.

Eprouvé de longue date par de semblables accidents, il y fit peu attention, croyant que le mal disparaîtrait spontanément. Enfin, son état ne faisant qu'empirer, tout repos étant devenu impossible, le malade se décida à réclamer nos soins le 1er novembre.

Nous le trouvâmes assis sur une chaise, ne pouvant respirer couché; aucune trace d'œdème, aucun trouble visuel. Dyspnée considérable; pouls tres-petit et fréquent. Expiration prolongée. Pas le moindre ronchus dans toute l'étendue des poumons. Nous avions évidemment affaire à une attaque d'asthme essentiel.

Urines D — 25° (t. n° 2). Dépôt albumineux — 0 m. 0,017.

Nous prescrivons une potion vomitive (10 heures du matin). Le soir, à 4 heures, l'état du malade est absolument le même. Nous changeons de batteries, et prescrivons une potion solano-narcotique qui nombre de fois a fait merveille entre nos mains en pareils cas. En voici, du reste, la formule :

Pr. Sirop thébaïque. . . . .   30 grammes.
  — de digitale. . . .   20   —
  — de belladone. . .   20   —
Eau distillée 100   —

A prendre par cuillerées, toutes les demi-heures, jusqu'à soulagement.

Après la deuxième cuillerée, amendement notable. Après la troisième, le malade se sent si bien qu'il se couche et suspend l'emploi du médicament.

Le lendemain, le malade va bien. Nous analysons ses urines : le dépôt albumineux est descendu à 0 m. 0,007.

Le 9 novembre, nouvelle exploration de l'urine. Au premier abord, on la jugerait exempte de toute trace d'albumine. Par le repos, toutefois, on peut reconnaître que ce principe immédiat s'y trouve encore, bien qu'en proportions insignifiantes, soit la huitième partie d'une division millimétrique.

Voilà un fait qui met hors de doute l'influence albuminipare de la dyspnée. Elle peut, d'après ce qui précède, créer de toutes pièces une albuminurrhée adventice quand, ainsi que dans l'espèce, son influence n'est pas très-durable. Plus persistante, elle engendre la névrose albuminurrhéique elle-même, et nous sommes aujourd'hui convaincu que c'est l'affection bronchique chronique dont Yron a été antérieurement atteint, qui a été chez lui le point de départ de l'albuminerie à laquelle il a payé un si lourd tribut.

D'après le même fait, l'influence albuminipare de la dyspnée dans l'albuminurie confirmée se conçoit à merveille, à bien plus juste titre, et la raison en devient si simple qu'il est inutile d'insister plus longtemps sur cet objet.

On conçoit aussi à merveille, maintenant, comment tout obstacle à l'hématose (croup, maladies du cœur, asphyxie par suspension, etc.) est de nature à pervertir la modalité du système nerveux central et à engendrer une albuminurrhée adventice, et plus ou moins marquée, ou une névrose albuminurrhéique de toutes pièces, suivant que les troubles hématosiques sont plus ou moins subits, plus ou moins intenses, plus ou moins persistants.

Cette observation est surtout extrêmement intéressante, en ceci : qu'elle établit la pathogénie tout entière de l'albuminerie liée aux troubles dyspnéiques, quelle que soit d'ailleurs leur nature.   Dr L. Hamon.

———— ∞∞∞ ————

Paris. — Imp. Divry et Ce, rue N.-D.-des-Champs, 49.

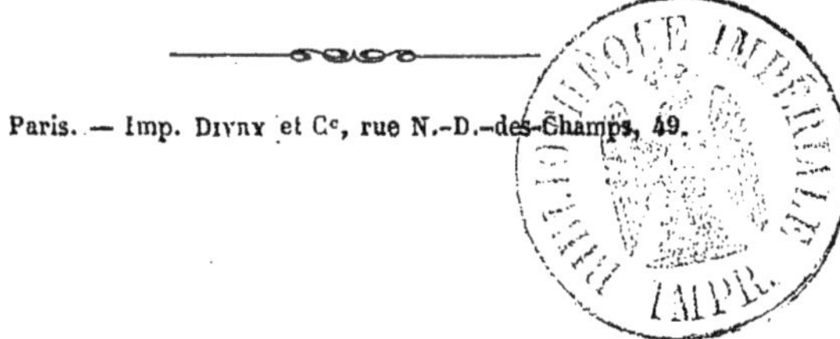